Übungsreihen für Geistigbehinderte

– Konzepte und Materialien –

Hrsg. Susanne Dank

Lehrgang G: Sport **Heft G 2**

Rudolf Lause

Geistigbehinderte erleben das Wasser

Lernzielorientierte Wassergewöhnung bei Geistigbehinderten

verlag modernes lernen - Dortmund

2. Aufl. 1997

Gesamtherstellung: Löer Druck GmbH

Bestell-Nr. 3621 ISBN 3-8080-0306-5

Inhaltsverzeichnis

Übungsreihen für Geistigbehinderte?

Idee und Anliegen

Leider sind Konzepte und Arbeitshilfen für die Förderung und den Unterricht mit Geistigbehinderten immer noch rar. Häufig beziehen sich Eltern, Lehrer und Erzieher in Ermangelung geeigneter Materialien auf Inhalte und Vermittlungsformen der herkömmlichen Kindergarten- und Schulpädagogik. Diese werden jedoch den speziellen Bedürfnissen geistigbehinderter Schüler nur selten gerecht.

Sei es, daß der Lernstoff im Schwierigkeitsgrad zu weit „oben" ansetzt, daß die Lernschritte zu rasch aufeinander folgen und die breite Übungspalette fehlt oder aber, daß Themen angeboten werden, die dem Alter und den Interessen Geistigbehinderter einfach nicht so recht entsprechen.

Dieses Manko versuchen die „Übungsreihen für Geistigbehinderte" aufzuarbeiten, indem hier *notwendige* und *praxisorientierte* Förderinhalte systematisch und umfassend abgehandelt werden.

Geistigbehinderte müssen mit Hilfe *besonders* strukturierter Lerninhalte auf ein weitgehend selbständiges Leben vorbereitet werden. Wie eine Förderung in diesem Sinne aussehen kann, dokumentieren die „Übungsreihen für Geistigbehinderte" anschaulich und nachvollziehbar.

Die Auswahl der Einzelthemen orientiert sich dabei am geistigbehinderten Schüler und seiner Lebensumwelt, fragt nach so wichtigen Entscheidungskriterien wie:

- Hat das Thema Relevanz für die aktuelle oder zukünftige Lebenssituation Geistigbehinderter?
- Nimmt es in notwendiger Weise Bezug auf vorhandene Sachzwänge und objektive Gesetzmäßigkeiten?
- Vergrößert der Lernstoff die Handlungskompetenz, erweitert er den Aktionsradius der Schüler?
- Orientiert sich der Lerngegenstand ausreichend an ihren individuellen Bedürfnissen und Interessen?

In den Sonderschulen für Geistigbehinderte werden die Erziehungs- und konkreten Lernziele innerhalb von *fachorientierten Lehrgängen* (Schaffung sachgerechter Grundlagen in den einzelnen Fachbereichen) und *Vorhaben/Projekten* (Anwendung der erworbenen Kenntnisse und Fähigkeiten in praxisorientierten Aufgabenfeldern) verfolgt.

Eine entsprechende Systematik liegt auch den „Übungsreihen für Geistigbehinderte" zugrunde.

Die „Übungsreihen für Geistigbehinderte" stellen Beiträge zu den *Lehrgängen*

- Sprache (Lesen und Schreiben)
- UMZG (Umgang mit Mengen, Zahlen und Größen)
- Lebenspraktisches Training
- Arbeitslehre (Werktechnische Fächer, Hauswirtschaft)
- Wahrnehmungsförderung
- Sport
- Musik

in übersichtlichen Fördereinheiten vor. *Vorhaben* und *Projekte* werden in Form übertragbarer Dokumentationen für den Nachvollzug zugänglich gemacht.

Die Frage, für wen die „Übungsreihen für Geistigbehinderte" geschrieben werden, ist leicht zu beantworten: Für alle, die in der Förderarbeit mit Geistigbehinderten tätig sind – Lehrer, Erzieher, Eltern, Betreuer in Werkstätten, Heimen, Horten, Kindergärten, Freizeiten und Krankenhäusern.

Über Rückmeldungen und Kritik, Anregungen und Vorschläge von Leserseite würde ich mich als Herausgeberin der Hefte-Reihe sehr freuen. All jene, die mit ihrer Erfahrung, bisher geleisteter Unterrichtsarbeit, Materialiensammlungen und anderen Schätzen zum Gelingen der Reihe beitragen wollen, möchte ich ermutigen, sich an dieser Pionierarbeit zu beteiligen.

Susanne Dank

Der Lehrgang Sport

Durch Spiel und Sport sollen geistigbehinderte Schüler ganzheitlich in ihrer(m) Motorik, Wahrnehmung, Emotionalverhalten und Sozialverhalten gefördert werden. Dabei gilt es, die individuellen Entwicklungsverzögerungen und Leistungsausfälle der Schüler zu berücksichtigen. Der Sportunterricht wird hierbei von zwei Ansätzen maßgeblich bestimmt (vgl. Bielefeld, J.: in Motorik 10 (1987), Heft 1 S. 30 ff): **Der motopädagogische Ansatz** (beeinflußt durch die Sonderpädagogik) zielt auf eine basale motorische Förderung im Sinne einer Förderung der Alltagsmotorik. Der **sportpädagogische Ansatz** verlangt diese basalen motorischen Fertigkeiten als Grundlage für den Ausbau sportmotorischer Fertigkeiten (Kraft, Schnelligkeit, Ausdauer und Beweglichkeit). Er beinhaltet auch das Erschließen leiblicher, materialer und sozialer Erfahrungen, sowie die Förderung der körperlichen Leistungsfähigkeit und Gesundheit. Die Orientierung am Entwicklungsstand des einzelnen Schülers ist ausschlaggebend dafür, ob er eher motopädagogisch oder sportpädagogisch gefördert werden soll. Grundsätzlich ist der motopädagogische Anteil in jungen Jahren höher als der sportpädagogische.

Die Aufgaben und Inhalte des Sportunterrichts mit Geistigbehinderten umfassen daher sowohl moto- wie sportpädagogische Aspekte:

- Elementare Bewegungserziehung („Psychomotorische Förderung“).
- Aufgaben zur Förderung der physischen Leistungsfähigkeit und des Haltungsaufbaus.
- Spannungsaufbau, Spannungsabbau.
- Grundlegende Spielfähigkeiten.
- Ausgewählte Sportarten.

Die Anforderungen an die Schüler entwickeln sich von eher basalen Unterrichtszielen in der Vor- und Unterstufe zu immer differenzierteren und zum Teil sportartspezifischen Zielen in der Ober- und Werkstufe.

Viele dieser Anforderungen sind verbunden mit einem hohen Übungsanteil. Aufgrund der hohen Entwicklungsbezogenheit vor allem von motopädagogischen Lernzielen ist ein Vorgehen in Übungsreihen und Lehrgängen vielfach sinnvoll. So kann sichergestellt werden, daß die Schüler in immer neuen Handlungs- und Spielsituationen Fertigkeiten entwickeln, die sie einerseits für den Alltag gebrauchen können und die andererseits als Grundlage für sportliche Aktivitäten dienen. Durch das Erlernen verschiedener Sportarten und Spiele ergeben sich für die Schüler wiederum neue Handlungsfelder, die in sich eigene Gesetzmäßigkeiten aufweisen und ebenfalls ein lehrgangsartiges Vorgehen notwendig erscheinen lassen (z.B. beim Erlernen des Schwimmens).

Dennoch ist auch das Vorgeben von zuvor *geplanten* Handlungssituationen, in denen die Schüler frei agieren können, ein unverzichtbarer Bestandteil des Sportunterrichts mit Geistigbehinderten. Solche Situationen können Förderschwerpunkte haben, wie z.B. die Förderung der Kreativität, die Förderung der Fähigkeit des problemlösenden Denkens und Handelns, die Förderung sozialer Fähigkeiten oder die Förderung der Fähigkeit, Sport- und Spielsituationen selbst zu organisieren.

Wie jeder andere Unterricht auch, soll der Sportunterricht Differenzierungsmaßnahmen aufweisen. Außerdem soll er auch leistungsorientiert sein. Jedoch nicht in der Form eines Herabnivellierens der Ansprüche aus dem Leistungssport, sondern im Erkennen des jeweiligen Leistungsstands des einzelnen Schülers und dem Anbieten von unterrichtsthemenorientierten Aufgaben, die ihm die Möglichkeit zum weiteren Ausbau seiner Leistungen geben. Allerdings kann dies bei Mannschaftsspielen zu Schwierigkeiten führen, da die *zu* unterschiedlichen Leistungen der Schüler den Spielfluß so stark stören, daß die Lust am Spiel schnell verloren geht. Dieser Umstand stellt eine besondere Anforderung an die Vorbereitung und Durchführung des Sportunterrichts, die von Lerngruppe zu Lerngruppe zu ganz unterschiedlichen Ergebnissen in der Spielausführung, ja sogar zu unterschiedlichen (evtl. selbst erfundenen) Spielen führen kann.

Letztlich möchte ich noch hervorheben, daß der Sportunterricht den Schülern (und auch den Lehrern) zuallererst Freude machen soll.

Die Übungsreihe „Geistigbehinderte erleben das Wasser"

1. Ziele der spielerischen Wassergewöhnung und Wasserbewältigung bei Geistigbehinderten und Intention dieser Arbeit

Dieses Heft richtet sich vor allem an die Kolleginnen und Kollegen, die den Schwimmunterricht fachfremd erteilen, wie es an der Schule für Geistigbehinderte häufig der Fall ist. Sie haben sich mit einer Flut von Fachliteratur zu beschäftigen und müssen vor dem Hintergrund ihrer Schülerschaft auch noch die Darstellungen auf ihre Anwendbarkeit überprüfen, da sich der Großteil der Literatur auf Nichtbehinderte bezieht. In diesem Heft wird die notwendige Fachdidaktik kurz zusammengefaßt und sofort mit den für die Lerngruppe der Geistigbehinderten methodisch geeigneten Spielformen in Verbindung gebracht.

Die Arbeit ist lehrgangsartig organisiert und wendet sich besonders an die Lehrkräfte, die eine Lerngruppe unterrichten und nicht die grundsätzliche Möglichkeit von Einzelfördermaßnahmen in Anspruch nehmen können. Bei einer zugrundeliegenden Betreuung durch zwei Lehrkräfte sollte die maximale Teilnehmerzahl bei 8 Schülern liegen. Liegt die Zahl der Schüler darüber, erscheint eine Gruppenteilung sinnvoll.

Der inhaltliche Schwerpunkt dieser Arbeit liegt engumrissen darin, eine Möglichkeit darzustellen, wie Geistigbehinderte das Medium Wasser für sich erschließen können, mit ihm vertraut werden, sich gewandt darin bewegen können und letztlich alle Voraussetzungen zum Erlernen des Schwimmens erfüllen. Das heißt, daß mit diesem Heft ein methodischer Weg aufgezeigt wird, der den Schülern zielgerichtet *sportmotorische Fertigkeiten* nahebringt, die *zum* späteren *Erlernen eines Schwimmstils* benötigt werden.

Dieser Lehrgang wurde bewußt nicht auf – zum Teil eng angrenzende – Bereiche, wie die Entwicklung sportmotorischer Grundeigenschaften oder die Entwicklung psychomotorischer Funktionen oder das therapeutische Schwimmen ausgeweitet, um den Rahmen dieses Heftes nicht zu sprengen. Diese Bereiche sind jedoch ebenfalls sehr wichtig und sollten auch Gegenstand des Schwimmunterrichts sein. Ohnehin ergeben sich mit Inhalten dieser Bereiche Überschneidungen. Lediglich im Setzen der Schwerpunkte liegen die größten Unterschiede.

Beim Erwerb der o.g. sportmotorischen Fertigkeiten soll in diesem Lehrgang weitgehendst auf langweilige und langwierige technische Übungen verzichtet werden. Stattdessen sollen alters- und personengerechte Spielmöglichkeiten aufgezeigt werden, die als methodisches Mittel zum Erlernen der Fertigkeit dienen und deren Themen dem besseren Lernverhalten Geistigbehinderter in konkreten Handlungssituationen näherkommen. Zum einen war es möglich, Spiele aus der Fachliteratur zu übernehmen und sie (wenn nötig) den jeweiligen Zielschwerpunkten durch Änderungen in der Art der Durchführung unterzuordnen. Zum anderen wurden notwendige technische Übungen, die zum Erreichen eines Lernzieles erforderlich sind, in eine Spielhandlung eingebettet.

Dieser Lehrgang hat größtenteils deduktiven Charakter, so z.B. in der vorgegebenen Auswahl der Übungsinhalte, der Spiele und vielfach durch das Vorschreiben der Fortbewegungsart. Seltener ist er induktiver Natur, z.B. wenn es um die Lösung einer Bewegungsaufgabe geht, bei der die Fortbewegungsart nicht festgeschrieben ist. Die Ökonomie zu Gunsten des Lernfortschritts ist vorrangig. Das soll nicht heißen, daß jeder Schwimmbadbesuch gleichzeitig auch die Fortführung des Lehrgangs bedeuten muß. Vielmehr soll den Unterrichtenden durch diesen Lehrgang ein Instrument gegeben werden, mit dem sie ihren „Sportunterricht im Wasser" so zielgerichtet planen und durchführen zu können, daß am Ende des Weges den potentiell schwimmfähigen Schülern alle Lernvoraussetzungen zum Erlernen eines individuellen Schwimmstils gegeben sind.

Aber auch den vielen Schülern, die dieses Ziel nicht erreichen werden, gibt er die Möglichkeit einer sinnvollen und gewinnbringenden Auseinandersetzung mit dem Handlungsfeld Wasser.

Sie werden
- ihre Wahrnehmungen bezüglich des Mediums intensivieren,
- sich aktiv mit den Grundeigenschaften des Wassers auseinandersetzen,
- sich im Wasser zunehmend wohler fühlen,
- mit dem Wasser vertraut werden,
- sich sicherer darin bewegen können,
- und vielfach auch eine handlungsfelderweiternde Gewandtheit im Wasser erlangen.

Letztlich ist die Freude beim Spiel im Wasser das Ausschlaggebendste und es versteht sich von selbst, daß kein Schüler gegen seinen Willen zu etwas gezwungen werden darf. Darüber hinaus müssen sich die Unterrichtenden vor Augen halten, daß sie sowohl die Schüler, als auch sich selbst nicht unter den Leistungsdruck stellen sollten, so viele Schüler *so schnell wie möglich* schwimmfähig zu machen.

2. Auswirkungen der Geistigen Behinderung auf den Sport- bzw. Schwimmunterricht

Die motorische Leistungsfähigkeit vieler Geistigbehinderter ist gegenüber der von Nichtbehinderten stark eingeschränkt. Es zeigen sich schwächere Leistungen und Abweichungen in ihrer(m) Ausdauer, Muskelkraft, Flexibilität, Koordination (grob- und feinmotorisch), Gleichgewicht, Handlungsgeschicklichkeit, Bewegungskontrolle, Bewegungspräzision, Reaktionszeit, Reaktionsgeschwindigkeit, Lateralität, Perzeptivmotorik bzw. Visuomotorik, Wahrnehmung und Handlungsplanerstellung (kognitive Leistung). Außerdem zeigen einige Geistigbehinderte auch Störungen der Motivation und des Antriebs. Letztlich führen die erheblichen Einschränkungen in den kognitiven Leistungen zu einer geringen Einprägsamkeit von Bewegungsfolgen, zu einer weitgehenden Unfähigkeit zur Bewegungsabstraktion und einer nur seltenen Fähigkeit zur Bewegungsantizipation. Diese Minderleistungen steigern sich mit dem Grad der Behinderung.

Von sehr großer Bedeutung für die Wassergewöhnung und Bewältigung ist die nicht selten übergroße *Ängstlichkeit* unserer Schüler. Sehr oft werden die Unterrichtenden erst die Ursachen eines sich eher allgemein ausdrückenden Angstgefühls herausfinden müssen. Danach müssen sie die Auswirkungen auf den geplanten Unterricht bedenken und geeignete methodische Maßnahmen ergreifen, die beim Abbau der Furcht hilfreich sind.

- Furcht vor dem Betreten des Schwimmbades abbauen: Neuer Raum mit ungewöhnlicher Temperatur, Akustik und Luftfeuchtigkeit. Schwächere Schüler können sich bereits beim Anblick des Schwimmbeckens oder auch schon der Duschen auf Grund von Vorerfahrungen oder beängstigenden Vorstellungen fürchten. Ein häufiger Besuch des Schwimmbades ohne weitergehende Anforderungen könnte diese Situation eventuell verbessern. Auch die Mitnahme von geliebten Spielsachen zum freien Spiel in der Schwimmhalle kann diese extreme Situation entschärfen.

- Furcht vor dem Betreten des Schwimmbeckens abbauen: Zunächst sollen nur die Füße, dann die Hände und schließlich immer mehr Körperteile mit dem Wasser in direkten Kontakt gebracht werden.

- Furcht vor der Weite des Wassers abbauen: Nach anfänglichem Aufenthalt am Beckenrand sollen sich die Schüler zunächst mit und danach ohne Hilfestellung im flachen Wasser in der Beckenmitte aufhalten.

- Furcht vor dem Kontakt des Gesichts mit dem Wasser abbauen: Wenn die Schüler ihr Gesicht auf die Wasseroberfläche legen sollen, sind ihre Atemwege blockiert. Der methodische Weg sollte daher sehr behutsame Fortschritte verlangen: Zuerst sollte nur der Hals, dann das Kinn, dann die Stirn und der Hinterkopf die Wasseroberfläche berühren. Mund und Nase sollten nicht nur in geschlossenem Zustand (eventuell Hände einsetzen), sondern auch im Zustand der Ausatmung mit der Wasseroberfläche in Kontakt treten. Der unangenehme Reiz des Wassers auf die geöffneten Augen wirkt ebenfalls zunächst sehr hemmend. Bei allzu starker Reizung der Bindehäute kann vorübergehend mit Tauchermasken oder Chlorbrillen gearbeitet werden. Vorsicht: Chlorbrillen später nie zum Tauchen verwenden, da durch den steigenden Wasserdruck in zunehmender Tiefe Augenverletzungen möglich sind!

- Furcht vor dem Aufenthalt unter Wasser abbauen: Die Furcht vor dem längeren Öffnen der Augen unter Wasser, der spürbar steigende Wasserdruck und die Unfähigkeit, die Atemwege zu schließen bzw. auszuatmen, führen zu einer Orientierungslosigkeit verbunden mit großem Unbehagen gegenüber allem, was sich unterhalb der Wasseroberfläche abspielt.

- Furcht vor dem eventuellen Nichtwiederfindenkönnen einer sicheren Standposition abbauen: Die Fähigkeit, im Falle eines Ausrutschens seine Standposition wiederfinden zu können, ist ein ungemein wichtiges Lernziel in der Wasserbewältigung. Verbunden mit der bisherigen Unerfahrenheit der Schüler und ihrer durch den Schock eintretenden Orientierungslosigkeit können solche Unfälle tragische Folgen haben. Es sind schon Kinder im aufblasbaren Planschbecken ertrunken.

- Furcht vor der Vorstellung abbauen, daß man ohne Schwimmbewegungen sofort untergeht und ertrinkt: Auch unter uns erwachsenen Schwimmern finden sich immer noch viele, die meinen, daß man, um nicht unterzugehen, Schwimmbewegungen machen muß. Das ist jedoch eine nur bedingt richtige Annahme, welche nur in sehr seltenen Fällen für Personen mit einem sehr ungünstigen spezifischen Körpergewicht zutrifft. In den meisten Fällen hat der menschliche Körper genügend Auftrieb, um an der Wasseroberfläche, zumindest jedoch in ihrer Nähe zu treiben.

Es gibt keine Kollektivvorschläge für Maßnahmen

zur Begegnung des allgemeinen Angstgefühls oder der Furcht vor bestimmten Situationen. Vielmehr muß der Lehrer auf jeden Schüler mit seinen individuellen Ängsten eingehen.

Neben den zuvor genannten Möglichkeiten sollte die Furcht vor dem Lehrer und die Furcht vor einer Blamage (vor den Eltern, den Mitschülern, den Lehrern) von vornherein durch die Persönlichkeit des Lehrers und sein entsprechendes Verhalten während des Unterrichts erst gar nicht auftreten können.

Alle Lernziele im folgenden Lernzielkatalog für die Wassergewöhnung und Wasserbewältigung sollten sich bei der Auswahl durch den Unterrichtenden in ihrer Reihenfolge an diesen obengenannten „Furchtengpässen" orientieren, die erfahrungsgemäß den meisten Schülern Schwierigkeiten bereiten.

3. Inhalte der spielerischen Wassergewöhnung und -bewältigung

Unter diesem Punkt soll eine kurze Übersicht über die Inhalte der beiden Bereiche gegeben werden. Darüberhinaus werden Abkürzungen angegeben, die später zur Katalogisierung der Spiele dienen.

Wassergewöhnung(WG) = Kennenlernen, Erleben und Gewöhnung an die Eigenschaften des Wassers:

- Wahrnehmung der Reize, die das Wasser schon beim bloßen Aufenthalt in diesem Medium auf den menschlichen Körper ausübt (WG-RE).
- Überwindung des Wasserwiderstandes durch die Fortbewegung im Wasser (WG-FO).

Wasserbewältigung(WB) = Ausnutzung der in der Wassergewöhnung gesammelten Erfahrungen für eine positive Entwicklung der Handlungs- und Fortbewegungsfähigkeit im Wasser:

- Auftrieb (WB-AU)
- Tauchen (WB-TA)
- Atmen (WB-AT)
- Gleiten (WB-GL)
- Springen (WB-SP)

Die Aufgaben der Wasserbewältigung umfassen innerhalb ihrer einzelnen Bereiche noch eine weite inhaltliche und nach zunehmender Schwierigkeit geordnete Spanne. Innerhalb eines Bereiches können daher gegen Ende so hohe Anforderungen an die Schüler gestellt werden, die zunächst andere Bereiche als Lernvoraussetzungen verlangen. Es ist also nicht möglich, alle Bereiche nacheinander „abzuhaken". Vielmehr muß eine Orientierung an den individuellen Lernvoraussetzungen der Schüler erfolgen. Das bedeutet in der Regel, daß das Lernangebot häufig einen Lernbereich zunächst verlassen muß, um in einem anderen Lernbereich für die Erfüllung der Lernvoraussetzungen zu sorgen, die im ersten Bereich zur Aufgabenbewältigung benötigt werden. Neben dieser selbstverständlichen Orientierung an den Lernvoraussetzungen der Schüler, orientiert sich der Lehrer auch an den zu erwartenden „Angstengpässen" der Schüler (s.o.).

Einen Überblick über eine mögliche Reihenfolge aller Lernziele (vorbehaltlich eventueller Änderungen wegen individueller Lernvoraussetzungen) finden Sie in Kapitel 6.

4. Allgemeine Anmerkungen zu den Spielen

Alle Spiele sind lernzielorientiert, das heißt, sie haben nicht vorrangig Eigenwert, sondern dienen als methodisches Mittel zum Erreichen des jeweiligen Lernziels. Bekannte Spiele sind deshalb unter dieser Prämisse verändert worden. Nicht selten sind Spiele wie auch Medien unter verschiedenen Lernzielen gleichermaßen einzusetzen. Entscheidend bleibt jedoch immer der Lernzielschwerpunkt der Unterrichtsstunde, dem sie untergeordnet sind.

Die meisten Spiele bieten eine kleine Rahmenhandlung, die von den Schülern relativ leicht nachvollziehbar ist. Aus diesen Rahmenhandlungen ergibt sich für die Schüler in den meisten Fällen schon von allein ein Handlungswunsch, der dann auch unter Erfüllung des Lernziels in die Tat umgesetzt werden soll. Da nicht alle Schwimmanfänger im gleichen Alter sind, bleibt die Auswahl der Spiele bezüglich des Inhalts den Unterrichtenden vorbehalten. Daß die Handlungsgeschichten für den Unterrichtseinsatz noch verbal, gestisch und eventuell auch noch mit Bildern aufgefrischt und den unterschiedlichen Verständnisfähigkeiten der Schüler angepaßt werden müssen, versteht sich aus sonderpädagogischer Sicht von selbst. Am schnellsten werden die Spiele verstanden, wenn sie von den Lehrkräften nach dem Erzählen der zugrundeliegenden Geschichte einmal kurz vorgespielt werden.

Junge Schüler, wie auch leistungsschwächere und sehr ängstliche Schüler sind häufig noch nicht als Mitglieder einer Gruppe ansprechbar. Die Unterrichtsplanung muß dies insofern berücksichtigen, als daß sie der Realität Rechnung trägt, daß diese Schüler vielfach erst zuschauen und nur unter der engen Betreuung des Lehrers eine lernzielorientierte Spielaufgabe lösen. Spiele, in denen von der gesamten Lerngruppe etwas verlangt wird, sind bei ihnen zu diesem Zeitpunkt nur sehr stark modifiziert einsetzbar. Häufig kann eine Gruppenteilung hilfreich sein. Bei zu langen Einzelbetreuungsphasen muß auf eine Unterkühlung der nicht aktiven Schüler geachtet werden. Zudem verstehen sich die Spiele immer als ein Angebot, innerhalb dessen die Schüler entsprechend ihrer individuellen Leistungsfähigkeit angesprochen werden sollen. Niemand soll zu etwas gezwungen werden, das sie oder er nicht will. Die Motivation zum Erfüllen einer Aufgabe soll zuallererst aus ihnen selbst kommen, wobei andere Faktoren, wie Spieldynamik, Gruppendynamik und der Wunsch, jemandem (Lehrkraft, Mitschüler, Eltern...) durch seine Leistungen imponieren zu wollen, durchaus auch gewichtigen Einfluß haben können. Leistungserfolge sollten in regelmäßigen Abständen belohnt werden (Urkunden, Geschenke...) und auch dokumentiert werden (Fotoalbum, Schwimmbuch, Plakat in der Klasse, Video...).

5. Lernzielorientierte Spiele

5.1. Wassergewöhnung

5.1.1. Kennenlernen des Schwimmbades und damit verbundene Verhaltensregeln (bzw. damit verbundene lebenspraktische Fertigkeiten)

- Die Schüler sollen wissen, wo das Schulschwimmbad zu finden ist.
- Sie sollen die Verhaltensregeln für die Fahrt zu einem auswärtigen Schwimmbad kennen.
- Sie sollen den Umkleideraum kennenlernen und damit in Verbindung stehende Handlungen ihren Fähigkeiten entsprechend ausführen:
  - Umgang mit dem Kleiderbügel, Kleiderhaken, bzw. ordentliches Ablegen der Kleidung auf der Bank.
  - Umgang mit dem Föhn.
  - Eventuell Umgang mit der Umkleidekabine.
  - Eventuell Umgang mit dem Thermostatregler der Heizung und den Hebeln zum Lüften durch die Fenster.
  - Kennenlernen von Sinn und Zweck der Anti-Rutsch-Matten und der Gullis.
- Sie sollen den Duschraum kennenlernen und damit in Verbindung stehende Handlungen ihren Fähigkeiten entsprechend ausführen:
  - Bedienung der Duschen, Einstellung der Temperatur und eventuell des Duschstrahls.
  - Kennenlernen der Handlungsschritte zur Reinigung des Körpers.
  - Kennenlernen der Bedeutung der Pilzdesinfektionsanlage und ihre Benutzung.
  - Kennenlernen des Sinns von Badeschlappen zur Infektionsprophylaxe
  - Kennenlernen des Sinns von Waschvorrichtungen zur Säuberung der Badewäsche vom Chlor.
  - Kennenlernen des Sinns von Ablagen und Handtuchhaltern.
- Sie sollen vor Betreten der Schwimmhalle die Toilette aufsuchen.
- Sie sollen die Schwimmhalle kennenlernen:
  - Sie sollen die Gefahr, die sich aus einem rutschigen Fußboden ergibt, kennenlernen.
  - Sie sollen den Sinn der beheizten Bänke kennenlernen.
  - Sie sollen die Wasserein- bzw. -ausstiege kennenlernen.
  - Sie sollen die Gefahren eines achtlosen Aufenthalts am Beckenrand kennenlernen und die richtigen Verhaltensregeln am Beckenrand kennenlernen.
  - Eventuell: Sie sollen wissen, daß das Wasser bei einem Schwimmbad mit Hubboden nicht immer gleich tief (flach!) ist.
  - Eventuell: Sie sollen den Einstieg zum flachen Teil des Beckens kennen.
  - Sie sollen den Treffpunkt kennenlernen, an dem sich alle Schüler und Lehrer zuerst versammeln, bevor die Schwimmstunde beginnt.
  - Sie sollen den Geräteraum des Schwimmbades kennenlernen und erfahren, welche Geräte an welchem Ort aufbewahrt werden. Sie sollen die Regeln zur Aufrechterhaltung der Ordnung des Geräteraumes kennenlernen und beachten.
  - Sie sollen die wichtigsten Baderegeln kennenlernen.

5.1.2. Auseinandersetzung mit dem Element Wasser

Auswirkungen des Wassers auf den menschlichen Organismus:

Daß der bloße Aufenthalt im Wasser schon eine Reihe von gesundheitlich positiven Auswirkungen hat, soll hier nur stichpunktartig am Rande erwähnt werden:

- Die Auftriebswirkung des Wassers entlastet den Körper (Stütz- und Bewegungsapparat) von seinem (evtl. zu hohen) Gewicht.
- Der Blutdruck wird in Verbindung mit einer Verringerung der Herzschlagfrequenz und einer Erhöhung des Auswurfvolumens erhöht.
- Die Atemhilfsmuskulatur wird durch das Arbeiten gegen den Wasserdruck trainiert.
- Es erfolgt eine allmähliche Abhärtung über die dauernde Beanspruchung der Steuermechanismen der Hautgefäße, die die Wärme der Körperteile regulieren.
- Durch den Regelkreis der gesammelten Wahrnehmungserfahrungen und der dadurch bedingten positiven motorischen Körperreaktionen kann auch von einer positiven Beeinflussung des Nervensystems gesprochen werden.
- Jede motorische Aktivität, die über den bloßen Aufenthalt im Wasser hinausgeht, erhöht die Stoffwechselfunktionen und trägt somit zu einer Erhöhung der Leistungsfähigkeit bei.

Die Auseinandersetzung mit dem Element Wasser während der Phase der Wassergewöhnung ist in erster Linie eine sensorische. Die Schüler sammeln Erfahrungen, welche Auswirkungen das Element auf ihren Körper hat. Während sie die Aufgabenstellungen der Lehrer noch bewußt aufnehmen und sowohl emotional (Angst), wie auch kognitiv (im Sinne von Verstehen der Aufgabe und Ausführen der Aufgabe) verarbeiten, so werden im Gegensatz dazu die sensorischen Eindrücke noch unbewußt (Innenmoser in DSV) aufgenommen. Gerade diese sensorischen Eindrükke bilden Langzeitziele für Schwerstbehinderte, bei denen mit dem Erlernen des Schwimmens nicht mehr gerechnet werden kann. Darüber hinaus sind sie natürlich auch die Voraussetzung für eine sich anschließende aktive Auseinandersetzung mit den Auswirkungen des Wassers in der Phase der Wasserbewältigung.

Lernziele (WG-RE):

a. Die Schüler sollen die Eigenschaft der Feuchtigkeit des Wassers empfinden.

b. Sie sollen sich an den Kältereiz gewöhnen.

c. Sie sollen sich an den Wasserdruck gewöhnen:
   Sie sollen lernen, ihre Einatmung dem verstärkten Druck des Wassers auf ihrem Brustkorb anzupassen.

d. Sie sollen Wasserspritzern gegenüber unempfindlich werden.

e. Sie sollen ihren Körper immer tiefer in das Wasser eintauchen.

f. Sie sollen ihr Gesicht und ihren Hinterkopf auf die Wasseroberfläche legen.

Anmerkungen zur Körperwahrnehmung im Wasser:

Das Wahrnehmen und Einordnen von Sinnesreizen wird im Unterricht mit Geistigbehinderten häufig thematisiert. Zu den vielfältigen Übungsmöglichkeiten, die in der Klasse, Schule und draußen gemacht werden können, bietet der Umgang mit Wasser, aber vielmehr noch der Aufenthalt darin, ein exzellentes Lernmedium, in dem die Schüler Erfahrungen sammeln über sich und das Wasser. Die geistigbehinderten Schüler besteigen eine völlig neue Welt, in der ihre bislang an Land gemachten Erfahrungen nicht mehr zu stimmen scheinen.

Das beginnt schon bei der *Temperatur des Wassers*. Empfindet ein Mensch z.B. eine Lufttemperatur von unter 0 Grad Celsius als sehr kalt, bis 10 Grad als kalt, bis 15 Grad als frisch, bis 20 Grad als kühl, bis 25 Grad als warm und darüber hinaus als heiß, so wird er bei gleichen Wassertemperaturen seine Meinung schnell ändern. Wassertemperaturen unter 20 Grad werden von den meisten Menschen als ziemlich kalt beurteilt und erst ab einer Temperatur von ca. 30 Grad fühlt man sich beim nicht sportlichen Aufenthalt im Wasser wohl. Auch in der Umkleidekabine werden unsere Schüler ähnliche Erfahrungen machen. Kommen sie beim Auskleiden in der warmen Kabine noch ins Schwitzen, so finden sie den Raum nach Verlassen der Duschen mit noch nasser Haut ziemlich kühl. Kann der einzelne Schüler sich in der Kabine durch das Abtrocknen noch schnell wieder aufwärmen, so hilft im Wasser nur die Bewegung. „Schuld“ daran ist die erhöhte Wärmeleitfähigkeit des Wassers gegenüber der Luft. Sie läßt den Körper (vor allem die Extremitäten) auskühlen, wenn man sich nicht rechtzeitig bewegt.

Steigt ein Schwimmanfänger ins Schwimmbekken und ist dann auch noch so mutig, sich auf den Beckenboden zu setzen, so daß nur noch sein Kopf herausschaut, so beschleicht ihn schnell ein drückendes Gefühl. Das ist nicht etwa die ohnehin schon vorhandene Angst, sondern vielmehr der *hydrostatische Wasserdruck*, der sich besonders beim Atmen unangenehm bemerkbar macht. Je tiefer ein Körper ins Wasser eintaucht, desto größer wirkt der hydrostatische Wasserdruck auf ihn ein. Wer einmal ca. 5 Meter tief getaucht ist und das Prinzip des Druckausgleichs der Ohren nicht kannte, wird die für die Ohren schmerzhafte Druckerfahrung nicht vergessen haben. Unsere Schüler müssen in der Phase der Wassergewöhnung lernen, trotz des Wassersdrucks auf die Lungen noch kontrolliert und unbefangen zu atmen.

Auch das Laufen im Wasser wird behindert. Es ist unmöglich, sich so schnell wie an Land fortzubewegen, da jede Bewegung durch den *Wasserwiderstand* gebremst wird (mehr im Kapitel 5.1.3.).

Andererseits erlebt der Schwimmanfänger Sprungbewegungen im etwa brusttiefen Wasser als viel einfacher (auch wenn er anfangs noch Furcht vor solchen Sprüngen hat, da er meint, er könne leicht dabei ausrutschen und ins Wasser fallen). Hier macht sich die *Auftriebswirkung des Wassers* auf den eingetauchten Körper positiv bemerkbar (mehr im Kapitel 5.2.1.).

All diese Auswirkungen, die das Wasser auf unsere Schüler hat, gilt es ihnen in spielerischer Form und unter Berücksichtigung ihrer Ängste nahezubringen. Sprachlich begabtere Schüler sollen darüber hinaus ihre Erfahrungen auch verbal zum Ausdruck bringen.

Lernzielorientierte Spielvorschläge (Die Reihenfolge der Spiele ist keine methodische im Sinne einer Hierarchie):

Methodische Anmerkungen:

Die obengenannten Ziele können zum Teil auch schon im Duschraum angestrebt werden. Alle Übungen sollen zunächst nur im knietiefen Wasser stattfinden. Ängstlichen Schülern kann vor dem Betreten des Schwimmbeckens eine Alternative in Form eines aufblasbaren Planschbekkens am Beckenrand gegeben werden. Außerdem sollen diese Schüler auch die Erlaubnis erhalten, sich vom Beckenrand oder der Einstiegstreppe aus mit dem Wasser im Becken auseinanderzusetzen. Die übrigen Schüler sollen zunehmend versuchen, den „sicheren" Bereich des Beckenrandes zu verlassen und sich immer weiter in die Beckenmitte zu wagen. Sie können dabei folgende Hilfestellungen erhalten:

- Führung durch eine Lehrperson oder einen Mitschüler (zunächst direkt, später indirekt durch ein dazwischengehaltenes Objekt, wie einen Gummireifen, ein Seil, Lieblingspuppe...).
- Führung durch die Gruppe (Polonaise).
- Selbständig, jedoch motiviert durch Spielsachen, die sich in der Beckenmitte befinden oder durch ein vorgeschlagenes und bei den Schülern beliebtes Kreis-Singspiel, das in der Beckenmitte stattfinden soll. Die Schüler sollen sich durchaus im flachen Wasser hinsetzen. Mutige Schüler können sich sogar so tief ins Wasser legen, daß nur noch der Kopf aus dem Wasser herausschaut. Sobald sich die Schüler im knietiefen Wasser relativ sicher fühlen, kann die Wassertiefe verändert werden.

Über die Erfahrungen, die die Schüler im Schwimmbad machen können hinaus, sind auch folgende Erfahrungen von wichtiger Bedeutung, so daß sie zum Unterrichtsinhalt gemacht werden könnten:

- Erfahrungen mit Regen, Gartenschläuchen, Wasserballonen, Gießkannen, Eimerchen, Planschbecken, am Waschbecken und mit Wasserspritzspielzeugen. Manchmal ist es sinnvoll, einige dieser Spielzeuge zunächst einfach zum Spielen in der neuen Umgebung des Schwimmbades anzubieten.

WG-RE 1

Duschwandertag:

Alle Schüler befinden sich im Duschraum. Sie bereiten sich auf einen Wandertag vor. Doch plötzlich beginnt es zu regnen (duschen). Das ist jedoch kein Problem, da der Lehrer die verschiedensten Arten von Regenschutz mitgebracht hat. Leider ist nicht jeder Regenschutz gleich gut geeignet: Regenschirm, Regenmantel, Regenjacke, Regenkapuze, Plastiktüte, Eimer, Illustrierte. Wer schützt sich wie? Wer benutzt nur seine Hände zum Schutz oder geht sogar mutig so durch den Regen. Bei jedem neuen Durchgang kommt das regenschützendste Kleidungsstück abhanden. Variationsmöglichkeit: Warmer und kalter Regen.

WG-RE 2

Wellenbad:

Alle Schüler stehen am Beckenrand und halten sich an der Überlaufrinne fest. Durch aktives – aber gleichzeitiges – Abdrücken des Oberkörpers nach hinten und sich daran anschließendes – gleichzeitiges– Heranziehen des Oberkörpers zurück an den Beckenrand, werden bei ständiger Wiederholung Wellen erzeugt. Die Schüler können hier auch schon den Wasserwiderstand spüren.

WG-RE 3

Singspiel: Häschen in der Grube – Aufenthalt in der Beckenmitte, Hüpfen, immer tiefer im Wasser sitzen.

WG RE 4

Singspiel: Alle meine Entchen – Aufenthalt in der Beckenmitte, Gesicht(-steile) auf die Wasseroberfläche legen, immer tiefer im Wasser sitzen, spritzen (scharren).

WG-RE 5

Singspiel: Der Bibabutzemann – Aufenthalt in der Beckenmitte, Wirft sein Säckchen hinter sich = Wasser nach hinten spritzen oder Abwandlung in: auf den Popo setzt er sich, das Gesicht das wäscht er sich...

WG-RE 6

Singspiel: Die fleißigen Handwerker – Aufenthalt, verschiedene Bewegungsaufgaben und Fortbewegung in der Beckenmitte.

WG-RE 7

Singspiel: Die fleißigen Waschfrauen – Aufenthalt in der Beckenmitte, Kopf der Wasseroberfläche nähern, Spritzen, verschiedene andere Bewegungsaufgaben und Fortbewegung in der Beckenmitte.

WG-RE 8

Singspiel: Die Zipfelmütz – Aufenthalt, verschiedene Bewegungsaufgaben und Fortbewegung in der Beckenmitte.

WG-RE 9

Singspiel: 1, 2, 3 im Sauseschritt – Fortbewegung in der Beckenmitte, Gesicht in die Nähe der Wasseroberfläche bringen.

WG-RE 10

Singspiel: Wir wollen eine Reise machen – Fortbewegung vom Beckenrand bis in die Beckenmitte, beim Durchqueren von Tunneln und Unterqueren von Brücken das Gesicht an die Wasseroberfläche bringen.

WG-RE 11

Singspiel: Die Eisenbahn, die Eisenbahn – Fortbewegung vom Beckenrand bis in die Beckenmitte, Gesicht in die Nähe der Wasseroberfläche bringen.

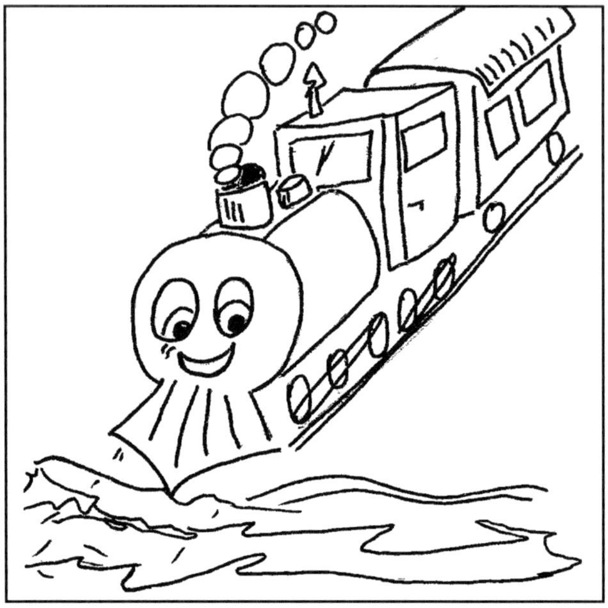

Abb. 1: „Eisenbahn"

Im folgenden werden die Wahrnehmungen schon etwas bewußter, da die Aufgabenstellungen den Schülern die Möglichkeit zum Vergleich mit an Land gemachten Erfahrungen geben.

5.1.3. Zielgerichtete Fortbewegung im Wasser durch Überwindung des Wasserwiderstandes

Lernziele (WG-FO):

a. Die Schüler sollen lernen, den Wasserwiderstand zu überwinden, indem sie im Wasser mit verschiedenen Tiefen (vorwärts, rückwärts und eventuell seitwärts) gehen, laufen, hüpfen, tanzen, kriechen, robben... (vom Lehrer festgelegte Fortbewegungsart).

b. Sie sollen zur Unterstützung der festgelegten Fortbewegungsart ihre Arme zum Abstoßen vom Wasserwiderstand einsetzen.

Anmerkungen zum Wasserwiderstand in der Fortbewegung:

Daß Wasser eine sehr viel höhere Dichte hat als Luft, merkt der Schwimmanfänger recht schnell, wenn er versucht, sich flink im Wasser fortzubewegen. Alle ins Wasser eingetauchten Körperteile werden bei jeder Bewegung gebremst. Das ist für den Anfänger zunächst eine unangenehme Erfahrung, da er sich in den Ausführungen seiner Bewegungen behindert fühlt. Dazu kommt noch das beängstigende Gefühl, beim Laufen im Wasser auf dem Beckenboden evtl. ausrutschen zu können. Die ersten Versuche, sich dieser Bremswirkung zu entziehen, laufen meistens auf eine Ökonomisierung der Bewegung hinaus: Beim Laufen im knietiefen Wasser werden die Beine zumeist über Wasser geführt, um dem Wasserwiderstand zumindest kurzzeitig ausweichen zu können. Viele Anfänger nehmen auch im schultertiefen Wasser die Arme aus dem Wasser, um so die Widerstandsfläche zu verringern. Damit haben sie schon eines der wichtigsten Prinzipien der (später schwimmenden) Fortbewegung im Wasser richtig umgesetzt: Das Herabsetzen des Frontalwasserwiderstandes. Ein anderer positiver Aspekt des Wasserwiderstandes findet allerdings bei diesen Anfängern noch keine Beachtung: Die Ausnutzung des Abdruckwiderstandes. Die Kraft, die einen in der Laufbewegung vorwärtspendelnden Arm im Wasser bremst, kann zumindest teilweise genutzt werden, indem ein Wasserläufer die normalerweise eher locker nach hinten pendelnden Arme aktiv benutzt, um sich vom Wasser abzustoßen.

Der Aufenthalt im Wasser hat also zwei schwerwiegende Konsequenzen für die Fortbewegung:

1. Der Schwimmanfänger soll versuchen, den möglichen Abdruckwiderstand des Wassers zu finden und auch auszunutzen.
2. Er soll versuchen, dem Frontalwasserwiderstand soweit wie möglich auszuweichen und wo dies nicht möglich ist, ihn zumindest so gering wie möglich zu halten.

Spiele zu den oben genannten Zielschwerpunkten (Die Reihenfolge der Spiele ist keine methodische im Sinne einer Hierarchie):

Methodische Anmerkungen:

Es eignen sich viele einfache und unkomplizierte Laufspiele, die den Schülern jedoch auch aus dem Sportunterricht schon bekannt sein sollten. Eine Neuerarbeitung im Wasser ist wenig sinnvoll, da das Risiko des Auskühlens zu hoch ist. Da diese Laufspiele den meisten Sportlehrern ohnehin bekannt sind, werden sie nur namentlich aufgeführt und aus Platzgründen nicht weiter erklärt. Fachunkundigen Kollegen sei das Buch von DÖBLER/DÖBLER „**Kleine Spiele**" empfohlen (siehe Literaturverzeichnis). Bei älteren Schülern sind vielfach auch einfache Ballspiele geeignet. Neben der Überwindung des Wasserwiderstandes liegt eine weitere Zielsetzung darin, den Körper immer tiefer in das Medium einzutauchen. Schließlich sollen die Schüler auch das Gesicht der Wasseroberfläche annähern und letztendlich auch auf die Wasseroberfläche legen.

Die Übungen sollen zunächst im etwa knietiefen Wasser beginnen und sich dann über etwa hüfttiefes bis zum schultertiefen Wasser fortsetzen. *In allen drei Wassertiefen soll von Beginn an das Hinstellen über das Anhocken der Beine aus den verschiedensten Körperpositionen geübt werden.*

WG-FO 1

Ball (o.ä.) erobern:

Der Lehrer wirft einen Ball in die Beckenmitte. Zwei Mannschaften versuchen jeweils von ihrer Beckenseite aus, den Ball zu erobern. Der Lehrer schreibt die Fortbewegungsart vor.

WG-FO 2

Wasserkorbball:

Zwei Mannschaften versuchen, den Ball jeweils in ihren Korb (o.ä.) zu werfen. Die Fortbewegungsart wird vom Lehrer vorgeschrieben.

WG-FO 3

Vorsicht, heiße Bälle!:

Auf dem Wasser schwimmen viele Bälle aus dem Kugelbad. Diese Bälle sind heiß und dürfen von keinem berührt werden (sonst muß der Schüler zeitweilig ausscheiden). Der Lehrer legt die Fortbewegungsart fest. Variationsmöglichkeit: Ein Fänger bringt Bewegung ins Spiel. Mit einem Schwimmreifen um den Bauch vor den heißen Bällen geschützt, versucht er die anderen zu fangen (Ausscheiden).

WG-FO 4

Klaut den anderen die Bälle (Ringe, etc.):

Es werden zwei Mannschaften gebildet, denen an ihrer Beckenseite eine bestimmte Anzahl von farblich unterschiedlichen Bällen zugeordnet wird. Jede Mannschaft versucht nun, zur anderen Beckenseite zu laufen, um der gegnerischen Mannschaft die Bälle zu klauen. Nach einer festgelegten Spielzeit werden die Bälle gezählt. Die Fortbewegungsart wird vom Lehrer vorgeschrieben.

WG-FO 5

Das Glöckchenspiel:

Über die Beckenmitte ist eine Zauberschnur gespannt, an der für jeweils eine Mannschaft ein Glöckchen hängt. Die Mannschaften laufen zu ihrer Glocke. Erst wenn alle Mannschaftsmitglieder bei der Schnur angelangt sind, dürfen sie läuten und dann wieder zu ihrem Ausgangspunkt zurücklaufen. Die Fortbewegungsart wird zuvor vom Lehrer festgelegt.

WG-FO 6

Ausscheidungswettspiel:

Eine bestimmte Anzahl von Schülern startet ein Wettlaufen im Wasser. Die Besten kommen ins Finale. Der Lehrer gibt die Fortbewegungsart vor. Variationsmöglichkeit: Die Schüler durchlaufen einen Parcours, bei dem sie Objekte (Reifen, Stäbe, Seile...) – die von ihren zur Zeit nicht teilnehmenden Mitschülern gehalten werden – über-, unter- und durchqueren sollen oder (spaßige) Aufgaben erfüllen sollen.

WG-FO 7

Kettenfangen:

Zwei Schüler fassen einander an den Händen und versuchen so, einen der anderen Mitschüler zu fangen. Gelingt ihnen dieses, so schließt sich der dritte dieser Kette an (usw.). Die Fortbewegungsart ist durch den Lehrer zuvor festgelegt worden.

WG-FO 8

Das Krokodil mit dem goldenen Schwanz:

Ein sagenumwobenes, sehr böses Krokodil vom Nil soll angeblich einen Schwanz aus purem Gold haben. Einige Abenteurer haben es nun gefunden und versuchen, ihm diesen Schwanz abzuschneiden (Seil aus der Badehose ziehen). Sie schleichen sich also an das Ungeheuer heran und versuchen, den Schatz zu klauen. Doch wehe, wenn das Ungeheuer wütend wird, dann flüchten alle Abenteurer. Wer erwischt wird, scheidet aus. Der Lehrer legt die Fortbewegungsart der Abenteurer fest.

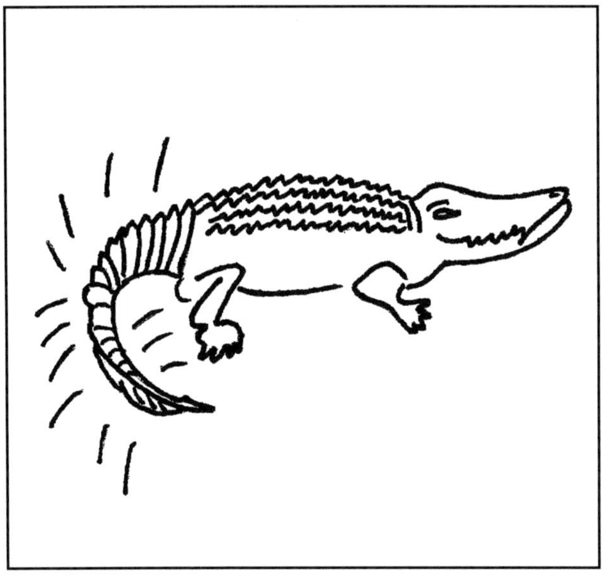

Abb. 2: „Krokodil“

WG-FO 9

Tupfball:

Jeder Schüler bekommt einen Ball, mit dem er seine Mitschüler abtupfen soll (Jeder gegen Jeden). Wer abgetupft ist, scheidet aus. Der Lehrer schreibt die Fortbewegungsart vor.

WG-FO 10

Transportstaffeln:

Zwei Mannschaften versuchen, in einer Umkehrstaffel verschiedene Gegenstände zur anderen Beckenseite zu transportieren. Das kann mit Händen, Füßen, auf dem Kopf, mit der Schulter, mit dem Hals, mit dem Kinn, mit dem Mund, mit der Nase... erfolgen. Die zugrundeliegende Fortbewegungsart wird jeweils vom Lehrer festgelegt. Variationsmöglichkeit: Die Schüler müssen auf ihrem Transportweg einen Hindernisparcours überwinden.

WG-FO 11

Wer hat Angst vorm Seeungeheuer (besser als Schwarzer Mann)?

Vorgeschriebene Fortbewegungsart.

WG-FO 12

Fischer, Fischer wie tief ist das Wasser?

Vorgeschriebene Fortbewegungsart.

WG-FO 13

Feuer-, Wasser-, Luftgefahr.

Vorgeschriebene Fortbewegungsart.

WG-FO 14

Reise nach Jerusalem.

Vorgeschriebene Fortbewegungsart.

WG-FO 15

Schwanz ab!:

Alle Schüler haben einen kleinen Gummireifen (Schwanz) hinten in ihrer Badekleidung stecken, der zum Teil aus der Kleidung hervorschaut. Jeder versucht, so viele Schwänze wie möglich zu fangen, ohne den eigenen zu verlieren. Wer hat zuletzt die meisten Schwänze?

Vorgeschriebene Fortbewegungsart.

WG-FO 16

Wie spät ist es, Herr Hai?

Ein Schwarm Heringe umschwimmt mutig einen großen Blauhai. Von Zeit zu Zeit fragen sie ihn: „Wie spät ist es Herr Hai?“ Gewöhnlich antwortet er mit einer Uhrzeit und läßt die Heringe in Ruhe. Bei einer Frage wird er jedoch zum Entsetzen der Heringe „Frühstückszeit!“ rufen und versuchen, einen Hering zu schnappen.

Vorgeschriebene Fortbewegungsart.

WG-FO 17

Versteinerungshaschen: Wer gefangen wird, bleibt versteinert stehen, bis er von seinen Mitspielern wieder befreit wird. Vorgeschriebene Fortbewegungsart.

WG-FO 18

Haschspiele mit Freimal(en). An den Freimalen können sich die Gejagten vor ihren Jägern

(Raubfische) ausruhen. Oder sie dürfen nicht gefangen werden, wenn sie eine bestimmte vorgegebene Aufgabe erfüllen (z.B. das Gesicht auf's Wasser legen).

Vorgeschriebene Fortbewegungsart.

WG-FO 19

Haltet den Korb voll.

Vorgeschriebene Fortbewegungsart.

WG-FO 20

Jägerball. Wer getroffen wird, scheidet aus.

Vorgeschriebene Fortbewegungsart.

WG-FO 21

Tauziehen:

Die Ausführung entspricht der an Land, jedoch darf das Seil nur mit einer Hand festgehalten werden. Der Zielschwerpunkt liegt im Ausnutzen des Abdruckwiderstandes mit dem freien Arm.

5.2. Wasserbewältigung (WB)

5.2.1. Auftrieb (WB-AU)

Übungen in Bauch- und Rückenlage:

Anmerkungen zum Auftrieb:

Beim Aufenthalt eines menschlichen Körpers wirken zwei Kräfte auf ihn ein: Das Gewicht (der Person), das versucht, ihn im Wasser unterzutauchen und der Auftrieb (des Wassers), der seinerseits versucht, Objekte und Menschen mit einem großen Volumen und mit einem niedrigeren spezifischen Gewicht als das Wasser selbst zur Wasseroberfläche zu treiben.

Je größer die mit dem Volumen eines menschlichen Körpers verdrängte Wassermenge ist, desto größer ist auch die Auftriebswirkung. Wenn sich zwei Personen mit gleichem spezifischen Gewicht, jedoch mit unterschiedlichem Volumen im Wasser aufhalten, so wird die Person mit dem größeren Volumen eine stärkere Auftriebskraft erfahren, da sie mehr Wasser verdrängt als die andere Person. Halten sich jedoch zwei Personen mit dem gleichen Volumen, aber mit unterschiedlichem spezifischen Gewicht im Wasser auf, so wird die Auftriebswirkung für die Person mit dem geringeren spezifischen Gewicht größer sein. Ist also ein Körpergewicht geringer als das Gewicht der von seinem Volumen verdrängten Wassermenge, so schwebt dieser Körper im Wasser.

Daß unterschiedliche menschliche Körper auch unterschiedliche Volumen haben können, ist für jeden Schwimmbadbesucher offensichtlich. Allerdings lassen sich über das spezifische Gewicht der zu vergleichenden Personen vom Ansehen her nur Vermutungen anstellen. Dazu kommt noch, daß innerhalb des menschlichen Körpers verschiedene Körperteile verschiedene spezifische Gewichte haben. Ein Knochengerüst alleine wird im Wasser aufgrund seines hohen spezifischen Gewichtes sinken. Glücklicherweise sind wir von Haus aus mit mehr oder weniger wirkungsvollen „Auftriebskörpern" ausgestattet: Fettgewebe, Muskelgewebe und Körperhohlräume. Insbesondere die Hohlräume der Lungen haben eine deutliche Auswirkung auf das Verhalten eines schwebenden Körpers im Wasser. Das vor allem durch Einatmung verringerte spezifische Gewicht des Oberkörpers führt zu einer Begünstigung seines Auftriebs, während das spezifisch höhere Gewicht der Beine zu einem Absinken des Unterkörpers führt. In aller Regel reichen unsere natürlichen Auftriebskörper aus, um das spezifisch schwere Gewicht der Knochen auszugleichen, so daß wir mit unserem Körper im Wasser schweben können. Nichtschwimmer mit einem sehr schweren spezifischen Gewicht werden später einen Teil ihrer Schwimmbewegungen zur Verbesserung ihrer schlechten Auftriebsbilanz opfern müssen. Der Anteil der Schwimmbewegungen, die eigentlich vorrangig dem Vortrieb gelten sollen, wird dadurch im Vergleich zu „normalgewichtigen" Personen zwangsläufig geringer ausfallen müssen.

Das Wissen um die unterschiedlichen Auswirkungen des Auftriebs auf den (die) menschlichen Körper führt in Verbindung mit dem Wissen der Furcht der Schwimmanfänger vor dem Untergehen im Wasser zu einigen methodischen Konsequenzen. Zunächst einmal müssen wir unseren Schülern begreiflich machen, daß es das Phänomen des Auftriebs überhaupt gibt. Es geht dabei natürlich weniger um das Verstehen von physikalischen Gesetzmäßigkeiten, als vielmehr um das spielerische Erleben der Auswirkung des Phänomens. Das soll in handlungsorientierten Spielsituationen geschehen, an deren Ende die Schüler ihre persönlichen Erfahrungen und Erlebnisse schildern.

Um ihre Furcht vor einem Untergehen im Wasser zu mildern, sollen die Übungsspiele natürlich nur in einer Reihenfolge angeboten werden, die den Schülern immer nur so wenig Mut wie nötig abverlangt. Deshalb beginnen die Spiele zunächst mit Erfahrungen im spielerischen Umgang mit auftreibenden Spielobjekten. Sie setzen sich fort mit Spielen, bei denen zunächst noch eine Teilkörperschwebe im Vordergrund steht. Erst danach wird die Ganzkörperschwebe zum Zielschwerpunkt. Dabei ist es unumgänglich, die Lernvoraussetzungen für die Übungen zur Ganzkörperschwebe zu beachten und eventuelle Defizite durch entsprechende andere Übungen auszuräumen. Bevor die Schüler den Auftrieb am eigenen Körper erleben, indem sie sich ohne Bewegung ins Wasser legen, müssen sie sich angstfrei unter Wasser aufhalten und orientieren können. Erst mit den Erfahrungen, die sie unter Wasser gemacht haben, können sie sich mit der furchtbeladenen Situation auseinandersetzen, eventuell auf den Grund abzusinken. Dennoch werden einige Schüler überrascht sein, daß dieser Abwärtsbewegung bald von alleine Einhalt geboten wird und sich der Körper wieder nach oben bewegt. Durch die verschiedenen Lernziele, die beim Tauchen angestrebt werden, haben die Schüler ohnehin schon Erfahrungen mit den Schwierigkeiten gemacht, am Beckenboden zu bleiben. Jetzt kommt es darauf an, soviel Mut aufzubringen, sich dem Schwebezustand (solange der Luftvorrat reicht) hinzugeben.

Die verschiedenen Auftriebspositionen haben unterschiedliche Auswirkungen auf die Lagestabilität im Wasser. Es ist daher sinnvoll, zunächst mit den stabileren Lagen zu beginnen (gestreckt in Bauch und Rückenlage mit gegrätschter und geschlossener Beinhaltung), bevor man die instabile Lage der Hockschwebe (Auftreiben mit unter den Körper angezogenen Beinen) versucht. Den Übungen zum statischen Auftrieb schließen sich Übungen zum Auftrieb in der Bewegung (dynamischer Auftrieb) an. Die Schüler sollen sich hierbei mit der eigentlichen Zielsetzung des Schwimmens auseinandersetzen, nämlich der (zielgerichteten) Fortbewegung im Wasser, ohne zu laufen. Weitere Einzelheiten dazu im Kapitel „Gleiten“.

Lernziele (WB-AU):

a. Die Schüler sollen das Phänomen des Auftriebs beim Umgang mit verschiedenem Spielmaterial kennenlernen.
b. Sie sollen ihre Erfahrungen verbalisieren.

Spiele zu den Zielschwerpunkten:

WB-AU 1

Schwimmbrett-Rodeo:

Jeder Schüler versucht, sich im flachen Wasser auf ein Schwimmbrett zu setzen. Wer kann darauf sitzenbleiben? Wer kann mit diesem Schwimmbrett noch hüpfen (reiten)? Variation: Mehrere Schwimmbretter übereinanderlegen. Erfahrungen verbalisieren lassen.

WB-AU 2

Flaschenpost:

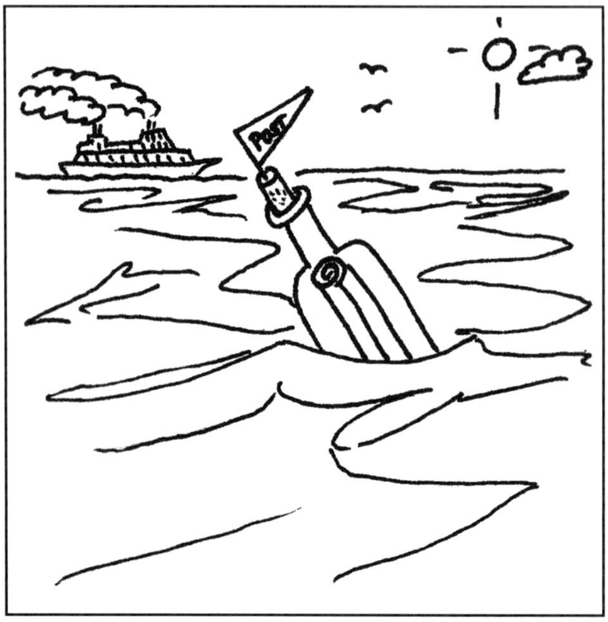

Abb. 3: „Flaschenpost“

Jedes Paar bekommt eine leere verschraubbare Plastikflasche (Mineralwasser) und etwas Kleinspielzeug (Perlen, Murmeln, Legosteine...), das in die Flasche paßt. Ein Kind spielt den Postboten, der dem anderen Kind das von ihm gewünschte Spielzeug von der anderen Beckenseite herüberholt. Der Flaschentransport erfolgt immer unter Wasser. Wechsel nicht vergessen. Erfahrungen verbalisieren lassen.

WB-AU 3

Transportspiel:

Verschiedene auftreibende Materialien, wie Schwimmbretter, Armreifen, Bälle ... sollen unter Wasser auf die andere Seite transportiert werden. Welche Mannschaft hat ihre Sachen zuerst hinübergebracht?

WB-AU 4

Fließbandarbeiter:

Zwei Mannschaften werden gebildet. Die Schüler der jeweiligen Mannschaft stehen in einer Reihe hintereinander und grätschen die Beine zu einem Tunnel. Auf Startzeichen reicht der jeweils erste Schüler einen Auftriebskörper (aufblasbare Tiere, Bälle, Pull-buoys...) durch seine Beine zu seinem Hintermann weiter (usw.). Sieger ist die Mannschaft, deren Auftriebskörper zuerst beim letzten Mann angekommen ist. Die Gegenstände dürfen nur unter Wasser weitergereicht werden. Flutscht doch einmal ein Gegenstand nach oben, so muß die Mannschaft wieder von vorne beginnen. Luftballone rutschen besonders gemein weg.

Variationsmöglichkeiten:

a. Eine begrenzte Anzahl von Spielsachen wird nach hinten gereicht. Sieger ist die Mannschaft, die zuerst alle Spielsachen bei ihrem Hintermann hat.

b. Wenn der Gegenstand beim Hintermann angekommen ist, läuft dieser nach vorne (er hält dabei den Gegenstand immer noch unter Wasser) und beginnt erneut mit dem Weiterreichen. Wer ist der Sieger nach einem Durchgang?

WB-AU 5

Drückball:

Zwei Mannschaften spielen gegeneinander. Der Lehrer gibt den jeweils ersten Schülern der Mannschaften, die in zwei Reihen stehen, einen Ball. Sie sollen diesen unter Wasser gedrückt bis zu einem Reifen transportieren, ihn von unten durchflutschen lassen, wieder aufnehmen und zu dem Mitglied ihrer Mannschaft (unter Wasser) zurückbringen, welches an der Reihe ist. Umkehrstaffel.

Variationsmöglichkeiten:

Lernvoraussetzung: Die Schüler müssen sich laufend im Schwimmbecken fortbewegen können.

- Als Mannschaftsspiel auf zwei Reifen (vgl. Korbball). Sobald der Ball außerhalb eines Reifens an die Wasseroberfläche gelangt, erhält die gegnerische Mannschaft ihn.
- Im ganzen Schwimmbecken liegen viele Tischtennisbälle auf dem Wasser. Zwei Mannschaften versuchen, ihre farblich gekennzeichneten Tischtennisbälle in den Reifen ihrer Mannschaften zu bringen. Sieger ist die Mannschaft, der dies zuerst gelingt.

Lernziel (WB-AU):

c. Die Schüler sollen die Auftriebsfähigkeit ihres eigenen Körpers beim Sitzen im Wasser kennenlernen und anwenden (Teilkörperschwebe).

Spiele zu dem Zielschwerpunkt:

Lernvoraussetzungen:

Die Schüler müssen ihren Körper tief ins Wasser eintauchen können und gelernt haben, ihre Arme und Hände zum Abstoßen vom Wasserwiderstand zu benutzen.

WB-AU 6

Sitzwettrennen:

Alle Schüler sitzen mit gestreckten Beinen im flachen Wasser. Wer kann sitzend zuerst das andere Beckenende erreichen (vorwärts + rückwärts).

Wer schafft es nur mit Hilfe von „rudernden“ Armen, ohne dabei die Beine zu Hilfe zu nehmen?

Danach: Wer schafft dies nur mit Hilfe der Beine, ohne die Hände zu Hilfe zu nehmen? Beim Rückwärtsrutschen müssen den Schülern Möglichkeiten für das Abstoßen mit den Füßen gegeben werden. Zum Vergleich sollte danach der gleiche Wettkampf außerhalb des Schwimmbeckens stattfinden. Erfahrungen verbalisieren lassen.

Variation: Als Umkehrtransportstaffel

WB-AU 7

Sitzball:

Zwei Mannschaften spielen gegeneinander und versuchen, einen Ball jeweils in das Tor des Gegners zu werfen.

Lernziel (WB-AU):

d. Die Schüler sollen die Auftriebsfähigkeit ihres eigenen Körpers beim Liegen im Wasser (mit dem Kopf auf den Stufen) kennenlernen und anwenden (Teilkörperschwebe in Schwimmlage).

Spiele zu dem Zielschwerpunkt:

Die Schüler liegen entweder auf dem Rücken und legen den Hinterkopf auf die Stufen oder sie liegen auf dem Bauch und halten ihre Arme verschränkt auf den Stufen und legen ihr Kinn darauf ab. Das Liegen im Wasser ist für Anfänger zunächst recht ungewohnt und auch mit Angst besetzt. Neben dem Empfinden des Auftriebs liegt ein weiterer Zielschwerpunkt in der Gewöhnung an die später gebräuchlichen Schwimmlagen im Wasser.

WB-AU 8

Achtung U-Boot:

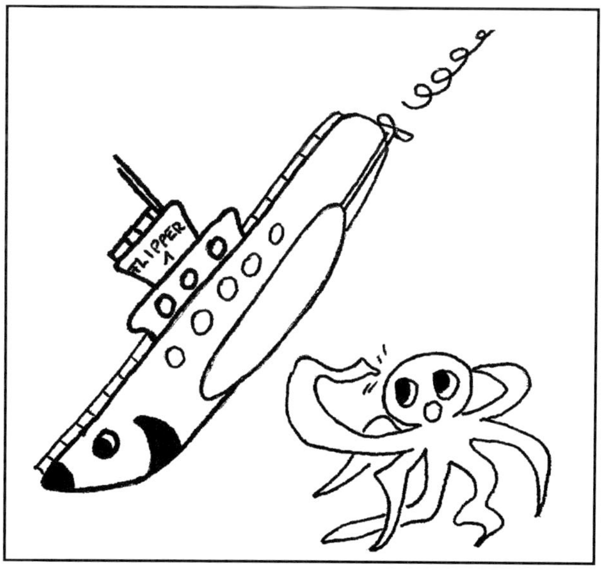

Abb. 4: „U-Boot“

Alle Schüler liegen mit den Stufen der Einstiegstreppe als „Kopfkissen" in einer Reihe. Ein Mitschüler führt ein U-Boot (Schwimmbrett o.ä.) unter ihnen hindurch. Aktives Abstützen mit den Händen oder Füßen ist nicht erlaubt (leichte Körperspannung ist jedoch erlaubt). Tip: Immer wenn das U-Boot kommt, tief einatmen. Wechsel. Erfahrungen verbalisieren lassen. Was geschieht, wenn man tief einatmet? Was passiert, wenn der Mitschüler das U-Boot genau unter dem Körper losläßt.

WB-AU 9

Trockendock:

Zwei Partner spielen zusammen. Während der eine Partner im Wasser liegt, läßt der andere ein Spielsegelboot über seinem Brust-Bauchbereich dümpeln. Durch tiefes Einatmen versucht der Liegende seinen Oberkörper aufzutreiben, um so das Boot trockenzulegen. Wechsel. Verbalisieren lassen.

Lernziele (WB-AU):

e. Die Schüler sollen die Auftriebsfähigkeit ihres eigenen Körpers beim Stützeln kennenlernen und anwenden (Teilkörperschwebe).

f. Sie sollen aus dieser Schwimmlage schnell wieder in eine sichere Standposition finden können.

Mit Stützeln ist die Fortbewegung mit wechselseitigem Abstützen der Arme gemeint (Gewichtsverteilung vorrangig auf die Hände).

Anmerkung zum Wiederfinden einer sicheren Standposition:

Um eine sichere Standposition aus einer Schwimmlage heraus wiederzufinden, muß der Schwimmanfänger seine Beine aktiv unter seinen Oberkörper ziehen. Haben seine Hände keinen Kontakt mehr zum Beckenboden, benutzt er seine Arme, indem er sie ebenfalls zeitgleich mit den Beinen in einer Gegendruckbewegung unter den Körper zieht. Durch diese aktive Arm- und Beinbewegung wird die zuvor ungünstige Schwerpunktverlagerung wieder so stabilisiert, daß der Schüler schnell mit seinen Füßen Bodenkontakt erhält.

Lernvoraussetzungen:

Bei Spielen zu diesem Zielschwerpunkt kann es immer mal zu „Ausrutschern" kommen, bei denen die Schüler kurzzeitig untertauchen. Um einem zu großen Schock vorzubeugen, sollten sie daher zuvor Spiele zu dem Zielschwerpunkt 'Körper und Kopf unter Wasser halten und Augen öffnen' bewältigt haben (siehe Kapitel 5.2.3. WB-TA)

Spiele zu dem Zielschwerpunkt:

Die Schüler sollen sich für die folgenden Spiele bäuchlings wie rücklings in der Liegestützposition im Wasser bewegen. Die Arme sollen so weit gebeugt sein, daß der Kopf gerade noch aus dem Wasser herausschauen kann. Es sollte immer auch der Wechsel von der Bauch- in die Rückenlage und zurück durch die Drehung um die Längsachse geübt werden (laterale Rotation).

Fehlermöglichkeiten:

Die Beine sind beim Stützeln (bäuchlings) nicht gestreckt, so daß die Schüler im Wasser knien. Dadurch wird einerseits der Oberkörper nicht genügend tief ins Wasser eingetaucht, so daß dessen Hohlräume nicht genügend Auftrieb erzeugen können. Andererseits ist die Stützwirkung von Armen und Beinen insgesamt sehr viel größer als die Auftriebswirkung.

Spielvorschlag zur Fehlerkorrektur:

WB-AU 10

Ringlurchi:

Die Kinder spielen Lurche, die mit kleinen, sinkbaren Gummiringen eine Höhle bauen wollen. Da die Lurche ihre Arme zum Stützeln im Wasser benötigen, transportieren sie den Ring, indem sie ihre Zehen in den Ring stecken und nun den Ring beim Stützeln mit gestrecktem Körper hinter sich herziehen.

Falls die Schüler in der Rückenlage ebenfalls zu sehr mit den Füßen stützeln, so erhalten sie die Aufgabe, den Ring bei gestreckten Beinen mit den Fersen hinter sich herzuziehen. Eine weitere Fehlermöglichkeit besteht bei der Ausführung in der Rückenlage, wenn der Po fortwährend über den Boden schleift oder zwischendurch immer wieder zum zusätzlichen Abstützen benutzt wird. Korrekturmöglichkeit: Die Lurche sollen zusätzlich zu dem mit den Hacken transportierten Ring einen anderen auf dem Bauch transportieren. Dieser muß jedoch an der Wasseroberfläche zu sehen sein.

WB-AU 11

Leichte Lurche:

Die Schüler bringen zum Bau ihrer Höhle nun Pullbuoys mit nach Hause. Sie sollen diese zwischen den Oberschenkeln und später zwischen den Füßen einklemmen. Auch als Pendelstaffel geeignet.

Achtung: Die starke Auftriebswirkung der Pullbuoys führt zu einer instabilen Körperlage im Wasser, die bei gestreckter Körperhaltung und beim Transport mit den Füßen durch die weitere Entfernung von dem Körperschwerpunkt noch instabiler wird. Deshalb darf dieses Spiel nur in sehr flachem Wasser gespielt werden.

Unter keinen Umständen darf ein Auftriebskörper bei Anfängern an den Füßen befestigt werden, da sie sonst nicht mehr in der Lage sind, ihre Füße zum sicheren Stand unter den Körper zu ziehen!!!

WB-AU 12

Lurchralley:

Die Lurche durchlaufen einen Hindernisparcours, bei dem sie den Kopf zwischendurch auch auf die Wasseroberfläche legen sollen (Unterqueren von Stäben, Durchqueren von Reifen). Sie geraten dabei in immer tieferes Wasser (z.B. die Treppenstufen herab bei einem Hubbodenbad) und müssen sich an markierten Stellen oder auf Zuruf so schnell wie möglich hinstellen (Finden der sicheren Standposition durch Anziehen der Beine unter den Körper).

WB-AU 13

Krankentransport:

Die Schüler werden zunächst von den Lehrern, später auch von den Mitschülern durch das flache Wasser gezogen. Die Träger sollen dabei den Kranken so ziehen, daß sein Hals noch im Wasser verbleibt. Ein Lehrer bzw. zwei Schüler fassen die Kranken zum Transport unter den Achseln. Die Kranken sollen zunächst versuchen, sich einfach ziehen zu lassen, dann sollen sie den Boden nur noch mit dem Po und später mit den Fersen berühren. Außerdem sollen sie zwischendurch bewußt tief einatmen, um den Hohlraum zu vergrößern.

WB-AU 14

Stützelfußball:

Die Regeln des normalen Fußballspiels bleiben erhalten (Torschüsse nur mit Bein, Fuß oder Kopf). Vorgeschriebene Bewegungsart bleibt das Stützeln bäuchlings oder rücklings (kein Sitzfußball !!!).

WB-AU 15 – 30

Folgende Spiele aus dem Bereich Wassergewöhnung – Fortbewegung (WG-FO) sind ebenfalls auch beim Stützeln einzusetzen:

WG-FO:	1	2	3	4	5
	6	8	10	11	13
	14	15	16	17	18

WB-AU 31

Vorsicht, Sturmgefahr:

Alle Schüler sind mit einem Boot (Luftmatratze, die beim Gehen im knietiefen Wasser von allen geschoben wird) hinaus gefahren und nehmen nun ein Bad in einer malerischen Badebucht (Stützeln). Plötzlich ruft einer „Sturmgefahr" und alle Schüler springen auf (Wiederfinden der sicheren Standposition), laufen zum Boot und bringen es sicher zum Hafen zurück.

WB-AU 32

Krebsgeschichte:

Krebse sind eigentlich faszinierende Tiere, bis einmal jemand von einem gezwickt worden ist: Alle Schüler stützeln im Wasser umher und der Lehrer erzählt eine Urlaubsgeschichte aus seinen letzten Ferien am Meer. Hierbei fällt häufiger das Wort „Krebs". Jedesmal, wenn die Schüler das Wort hören, springen sie erschrocken in die Höhe (Wiederfinden einer sicheren Standposition). Der Letzte scheidet aus.

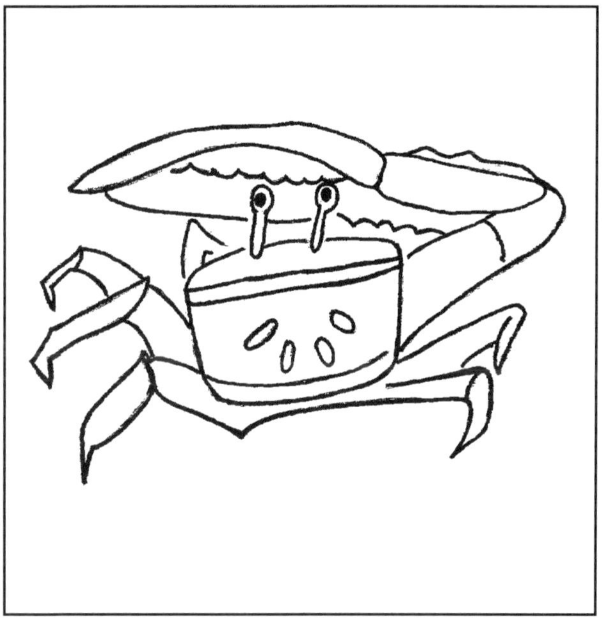

Abb. 5: „Krebs"

Lernziel (WB-AU):

g. Die Schüler sollen die Auftriebswirkung ihres Körpers beim Stützeln durch Paddeln der Hände und Beine unterstützen.

Spiele zu dem Zielschwerpunkt:

WB-AU 33

Tischtennisball-Treiben

Alle Schüler befinden sich in der Liegestützposition rücklings an der Treppe. Sie versuchen, mit ihren Füßen jeweils einen Tischtennisball soweit wie möglich von sich weg zu strampeln. Wessen Ball kommt am weitesten davon. Das Kinn muß während der Aktion die Wasseroberfläche berühren.

WB-AU 34

Heißer Ball (o.ä.) in der Mitte

Die Schüler bilden im Liegestütz rücklings einen Kreis. Die Beine zeigen zum Zentrum. Dort schwimmt ein auftreibender Gegenstand, den die Schüler versuchen, mit Fußbewegungen von sich fernzuhalten. Sie dürfen jedoch nicht von dem Gegenstand berührt werden bzw. ihn selbst berühren.

WB-AU 35

Lernvoraussetzung: Angstfreier Aufenthalt unter Wasser (siehe Kapitel 5.2.3.)

Hürdenlauf der Lurche:

Die Lurche sollen einen abgesteckten Hürdenparcours bewältigen, bei dem sie auf dem Beckenboden liegende Gegenstände (Ringe, Vollgummissteine...) beidhändig überhüpfen sollen. Wer schafft dies auch noch in der Rückenlage. Wer kann die zeitliche Länge des Schwebens im Wasser verlängern? Wie macht man das am besten (mit den Händen kurzzeitig paddeln)? Die Wassertiefe sollte fast der Länge der gestreckten Arme der Schüler entsprechen.

Vergleich der Erfahrungen im Wasser mit der gleichen Aufgabenstellung am Beckenrand (bei geringerer Höhe der Hürden).

Lernziel (WB-AU):

h. Die Schüler sollen die Fähigkeit des eigenen Körpers zum freien statischen Auftrieb im Wasser kennenlernen und anwenden (Ganzkörperschwebe).

Spiele zu dem Zielschwerpunkt:

Lernvoraussetzungen:

- Die Schüler müssen sich sicher und ohne Angst unter Wasser aufhalten, orientieren und so zielgerichtet bewegen können, daß sie selbständig die Wasseroberfläche wieder erreichen können.
- Sie müssen selbständig in der Lage sein, aus verschiedenen Körperlagen an der Wasseroberfläche und unter Wasser wieder in eine sichere Standposition zu gelangen.

Die Übungen erfolgen in Bauch- und Rückenlage, gehockt und gestreckt. Im Spiel WB-AU 40 wird die Schwebehaltung noch beeinflußt durch äußere Bewegungen von Seiten des Lehrers.

Wichtiger methodischer Hinweis: Vor den im folgenden aufgezeigten Spielen sollte aufgrund der hohen psychischen Anforderungen an die Schüler die Übung zunächst in der Einzelbetreuung erarbeitet werden, um dem einzelnen Schüler das nötige Gefühl der Sicherheit geben zu können. Das verlangt natürlich nach einem bewegungsintensiven Zwischenspiel, das die Schüler vor dem Auskühlen schützen soll. Bei den im folgenden aufgeführten Spielen handelt es sich um Spiele, die die Fertigkeit des statischen Auftreibens festigen sollen.

WB-AU 36

Die Makrelen und der Hai:

Ein großer Schwarm von Makrelen zieht durch eine Bucht, in der ein immer hungriger Hai seine Bahnen zieht. Leider kann der Hai nicht mehr so gut sehen und erkennt deshalb nur noch Fische die sich **bewegen** als mögliche Opfer. Die Makrelen wissen dies und haben schnell erkannt, daß der Hai kein Interesse mehr an ihnen zeigt, wenn sie sich tot stellen. Die Schüler lassen sich dazu entweder in der gestreckten Bauch- oder Rückenlage oder in einer Haltung mit an den Körper herangezogenen Beinen auftreiben.

WB-AU 37

Bergung der kranken Delphine:

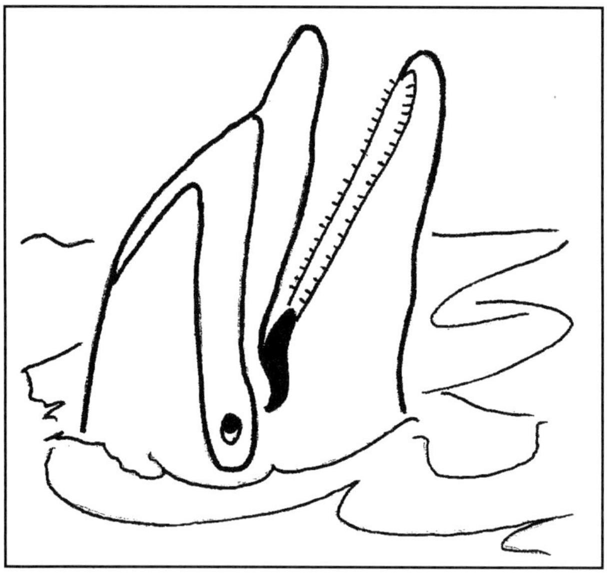

Abb. 6: „Delphin

Am Meeresufer sind eine Vielzahl von gestrandeten Delphinen gesichtet worden, die anscheinend erkrankt sind. Ihre einzige Überlebenschance besteht darin, daß freiwillige Helfer die bewegungslosen Tiere vorsichtig zurück in die offene See ziehen. Die Schüler, die die Delphine spielen, lassen sich in einer der zuvor genannten Arten auftreiben.

WB-AU 38

Das Kokosnuß-Reaktions-Spiel:

Wenn Kokosnüsse von einer Palme ins Wasser fallen, treiben sie an der Wasseroberfläche. Die Schüler spielen in diesem Spiel eben solche ins

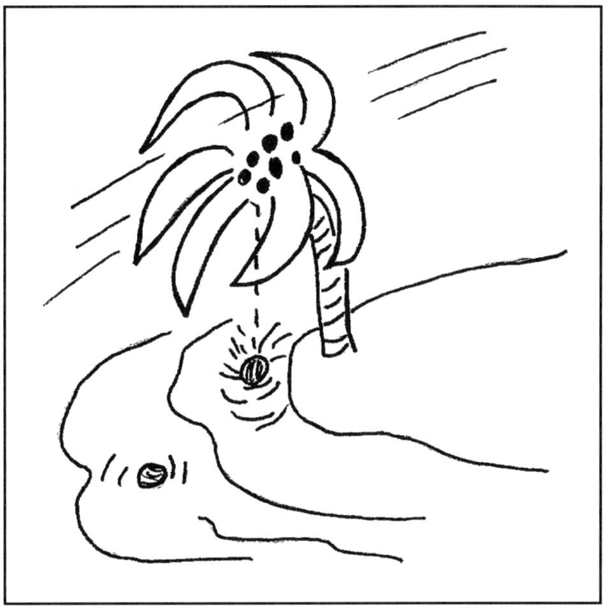

Abb. 7: „Kokosnuß"

Wasser gefallenen Kokosnüsse. Der Lehrer erzählt eine einfache Geschichte, in der häufiger das Wort Kokosnuß vorkommt. Jedesmal, wenn die Schüler das Wort hören, sollen sie mit unter dem Körper angezogenen Beinen wie eine Kokosnuß im Wasser treiben. Es scheiden die Schüler aus, die zuletzt zur Kokosnuß reagieren bzw. zuerst die Kokosnußposition aufgeben. Allein bei dieser Spielbeschreibung hätten Sie siebenmal diese Position einnehmen müssen.

WB-TA 39

Floßfahrt:

Alle Schüler fahren gemeinsam auf einem Floß einen reißenden Fluß hinunter (Die Schüler fassen sich in Kreisaufstellung an den Händen). Plötzlich geraten sie in einen Strudel, der das Floß immer schneller dreht (Der Schülerkreis dreht sich immer schneller und erzeugt so im Becken eine Strömung). Leider stößt das Floß dabei mit einem Fels zusammen und bricht vollständig auseinander. Alle Schüler fallen ins Wasser und werden von der Strömung des Flusses weggetrieben (Die Schüler lassen ihre Nachbarn los und treiben in einer der o.g. Auftriebshaltungen in der selbsterzeugten Strömung mit).

WB-AU 40

Lernvoraussetzung: Ausatmung gegen den Wasserdruck aus der Nase (siehe Kapitel 5.2.2.).

Mit einem Faß die Niagarafälle herunter:

In Amerika gibt es einen fragwürdigen Sport. Einige mutige (?) Menschen lassen sich in einem Faß die Niagarafälle hinunterstürzen. Man kann sich nur schwer eine Vorstellung davon machen, wie diese Menschen kopfunter und kopfüber geschleudert werden müssen. Um die Vorstellungskraft ein wenig zu verbessern, eignet sich folgende Übung: Nehmen Sie doch einfach die Auftriebsstellung mit den unter dem Körper angezogenen Beinen ein. Dann soll ein Schüler sie nach Herzenslust in alle möglichen Richtungen drehen und überschlagen, bis Sie im wahrsten Sinne des Wortes die Nase voll haben. Vielleicht findet sich nach einem so mutigen Vorbild auch ein ebenfalls mutiger Schüler, der es ihnen nachmacht.

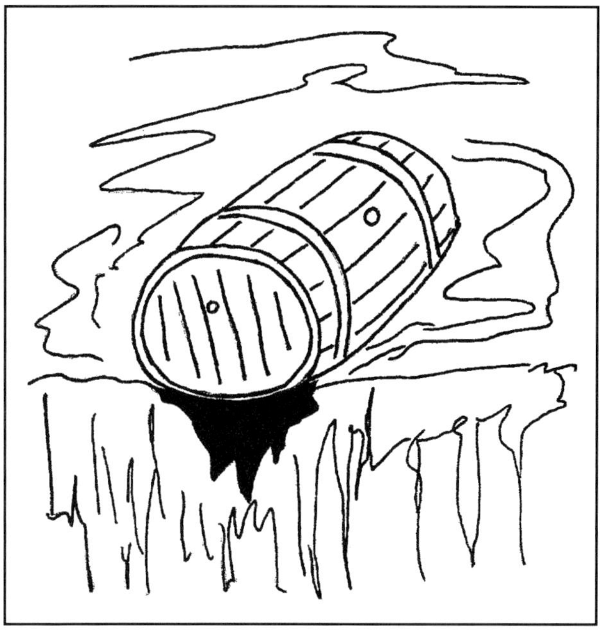

Abb. 8: „Faß"

Lernziel (WB-AU):

i. Die Schüler sollen das Auftreiben in der Gleitbewegung kennenlernen und anwenden (dynamischer Auftrieb).

Spiele zu dem Zielschwerpunkt:

Lernvoraussetzungen:

- Die Schüler müssen sich sicher und ohne Angst unter Wasser aufhalten, orientieren und so zielgerichtet bewegen können, daß sie selbständig die Wasseroberfläche wieder erreichen können.
- Sie müssen selbständig in der Lage sein, aus verschiedenen Körperlagen an der Wasseroberfläche und unter Wasser wieder in eine sichere Stehposition zu gelangen.
- Sie müssen die statischen Auftriebsübungen beherrschen.
- Sie müssen ihren Körper gestreckt und unter Spannung halten können (vgl. Lernziele Gleiten im Kapitel 5.2.4.).

WB-AU 41

Baumstämme flößen:

In Kanada werden die Bäume, nachdem sie gefällt worden sind, in die großen Seen befördert. Nach einer bestimmten Lagerungszeit sollen sie zu einer Art großen Floßes zusammengebunden werden. Dazu müssen die Holzarbeiter die einzelnen Baumstämme zunächst zusammensuchen. Zwei Mannschaften werden gebildet. Innerhalb der zwei Mannschaften spielen zwei Schüler die Holzarbeiter, die ihre Mitschüler schnellstmöglich von einem Beckenrand zum anderen befördern. Diese Mitschüler liegen in gestrecker Bauch- bzw. Rückenlage im Wasser. Ihr Körper muß während der „Schubphasen" angespannt bleiben. Beeilung ist angesagt: Die Konkurrenz schläft nicht!

WB-AU 42

Wasserski

Ein Schüler, der die gestreckte Bauch- oder Rükkenauftriebslage eingenommen hat, hält sich an einem Seil fest und läßt sich von zwei Mitschülern, die am Beckenrand entlanglaufen, durch das Wasser ziehen. Vorsicht: Verletzungsgefahr durch Ausrutschen der Ziehenden und Aufprall am gegenüberliegenden Beckenrand des Gezogenen.

5.2.2. Ausatmen gegen den Wasserdruck (WB-AT)

Anmerkung zur Atmung:

Im Hinblick auf das später eventuell zu erlernende Schwimmen ist es wichtig, daß die Schüler auch unter Wasser ausatmen können. Ökonomische (im Anfängerbereich vor allem im Sinne von kraftschonende) Schwimmstile erfordern in der Bauchlage sofort nach der Einatmung die Wiedereinnahme einer strömungsgünstigen Schwimmlage. Hierfür wird dann der Kopf wieder ins Wasser gelegt, so daß nur unter Wasser wieder ausgeatmet werden kann.

Auch für das Tauchen ist die kontrollierte Ausatmung von sehr wichtiger Bedeutung. Die Auftriebswirkung des Körpers (Lungenhohlräume) kann so deutlich vermindert werden und der Schüler erreicht einfacher und schneller sein Tauchziel am Beckenboden.

Die Ausatmung sollte sowohl durch den Mund als auch durch die Nase erfolgen. Ein Ausatmen durch die Nase verhindert das sehr unangenehme Eindringen von Wasser in dieselbe.

Lernvoraussetzung:

– Fähigkeit zum willkürlichen Mundschluß

Lernziel (WB-AT):

a. Die Schüler sollen während des Aufenthalts im halstiefenWasser bewußt und kontrolliert ausatmen.

Spiele zu dem Zielschwerpunkt:

WB-AT 1

Schiffsregatta:

Die Schüler erhalten Segelboote, die sie von einem Hafen zum anderen pusten sollen.

WB-AT 2

Tischtennisball-Treiben:

Zwei Schüler stehen um einen Reifen, in dem ein Tischtennisball schwimmt. Jeder versucht, den Tischtennisball an den Reifeninnenrand des anderen zu blasen.

WB-AT 3

Strohhalm-Blubbern:

Wer kann mit einem (dicken) oder mehreren Strohhalmen die meisten Blasen ins Wasser blubbern?

Lernziel (WB-AT):

b. Die Schüler sollen ihre Ausatmung durch Mund und Nase an den Druck des Wassers auf die Atmungsorgane anpassen.

Spiele zu dem Zielschwerpunkt:

Lernvoraussetzung: Gesicht auf die Wasseroberfläche legen

WB-AT 4

Seehundsprache:

Die Seehunde können sich auch unter Wasser noch unterhalten, indem sie einen hohen Ton erzeugen und dabei Luftblasen ins Wasser blubbern.

WB-AT 5

Blubber-Hitparade:

vgl. WB-TA 29

WB-AT 6

Lernvoraussetzung: Angstfreier Aufenthalt unter Wasser

Wer macht die größte Blase:

Die Schüler tauchen mit dem Kopf unter Wasser und versuchen die kleinste, die größte oder die meisten Blase(n) zu machen.

Lernziel (WB-AT):

c. Die Schüler sollen während der Bewegung unter Wasser ausatmen.

Spiele zu dem Zielschwerpunkt:

WB-AT 7

Lernvorausstzung: Gleiten nach Abstoßen vom Beckenrand oder Treppe und angstfreier Aufenthalt unter Wasser

Düsenflugzeug:

Die Schüler stoßen sich vom Beckenrand ab und erzeugen durch Luftblasen einen „Kondensstreifen".

WB-AT 8

Darüber hinaus eignen sich alle Gleitspiele (WB-GL), die jedoch unter dem Zielschwerpunkt des Ausatmens in der Gleitbewegung ausgeführt werden sollen.

Lernvoraussetzung: Gleiten nach dem Abstoßen vom Beckenrand, Ändern der Gleitrichtung, angstfreier Aufenthalt unter Wasser

5.2.3. Tauchen (WB-TA)

Anmerkungen zum Bereich Tauchen in der Wasserbewältigung:

Schon in der Phase der Wassergewöhnung haben die Schwimmanfänger ihre Gesichter zunehmend näher an die Wasseroberfläche gebracht und letztlich auch schon kurzzeitig eingetaucht. Vor allem der Verschluß der Atemwege, aber auch die Reizung der Bindehäute durch das gechlorte Wasser sind Situationen, die die Schüler innerhalb des Bereiches Tauchen bewältigen und nun auch längerfristig aushalten müssen. Es wird zukünftig nicht mehr nur noch das Gesicht sein, das sich unter Wasser befindet, sondern der gesamte Körper einschließlich des Kopfes. Über den alleinigen Aufenthalt unter Wasser hinaus sollen die Schüler auch Bewegungs- und Orientierungsaufgaben an ihrem Tauchort erfüllen. Sind die meisten Tauchversuche an diesem Tauchort zunächst noch fußwärtig, so schließen sich dann kopfwärtige Tauchgänge in der Bewegung auf ein weiter entferntes Ziel an. Dazu bedarf es neben der immer noch nötigen Orientierung auch zunehmend einer Fortbewegungstechnik unter Wasser, die den Abdruckwiderstand ausnutzt und eine zielgerichtete Bewegung über kurze Strecken ermöglicht. Die Strecken können aber auch durch das zusätzliche Einsetzen der Gleittechnik noch verlängert werden. Das letzte große Problem, das sich den tauchenden Schülern stellt, ist das Vordringen und vor allem auch der Verbleib in (relativ) größeren Tiefen, da sie noch nicht gelernt haben, den Auftrieb durch Ausatmung zu überwinden. Überhaupt ist der Bereich „Tauchen" eng mit dem Bereich „Atmen" verzahnt.

Lernziele (WB-TA):

a. Die Schüler sollen ihren Kopf auf die Wasseroberfläche legen.

b. Sie sollen ihren Kopf unter Wasser halten.

c. Sie sollen sich mit ihrem ganzen Körper unter Wasser aufhalten.

d. Sie sollen ihre Augen unter Wasser öffnen.

Spiele zu den Zielschwerpunkten:

Lernvoraussetzung:

- Willkürlicher Mundschluß
- Wiederfinden einer sicheren Standposition

WB-TA 1

Völkerball:

Zwei Mannschaften spielen Völkerball mit einem Softball. Wer sein Gesicht auf die Wasseroberfläche legt, darf nicht angezielt werden bzw. zählt bei einem Treffer als nicht getroffen.

WB-TA 2

Fangi:

Ein Gejagter darf nicht „gefangengenommen" werden, wenn er sein Gesicht auf die Wasseroberfläche (Freimal) legt. Der Jäger muß sich danach ca. drei Meter von ihm entfernen. Jeder Gejagte darf nur dreimal von dieser Art Freimal Gebrauch machen (Schiedsrichter).

WB-TA 3

Unterwasserquiz:

Die Lehrkraft hält in einem Eimer oder einer Plastiktüte verschiedene kleine Spielzeuge vor den Schülern versteckt. Er fordert immer je einen Mitschüler von zwei Mannschaften auf, im Wettstreit miteinander ihr Gesicht auf die Wasseroberfläche zu legen und zuerst den hervorgeholten Gegenstand zu identifizieren. Dieses Spiel verlangt nach einem bewegungsintensiven Nachfolgespiel, da die Schüler sonst leicht auskühlen.

WB TA 4

Tauchersprache:

Zwei Schüler bilden gemeinsam ein Taucherpaar. Sie erhalten eine Reihe von Din-A-5 Kunststoffkarten, die mit wasserfester Farbe zuvor mit einfachen und deutlichen Abbildungen bemalt worden sind. Zu diesen Abbildungen erhalten sie die entsprechenden Gegenstände im Original. Der erste Taucher zeigt seinem Partner *unter Wasser* eine Karte, worauf dieser den entsprechenden Gegenstand von der gegenüberliegenden Bekkenseite holen soll. Nichts spricht dagegen, wenn dieser Taucher auf dem Weg zur gegenüberliegenden Seite auch noch eine Hindernisbahn überwinden muß. Wenn Sie keine Kunststoffkarten besitzen, dann genügt natürlich auch die einfache Paarbildung zweier gleichartiger Gegenstände.

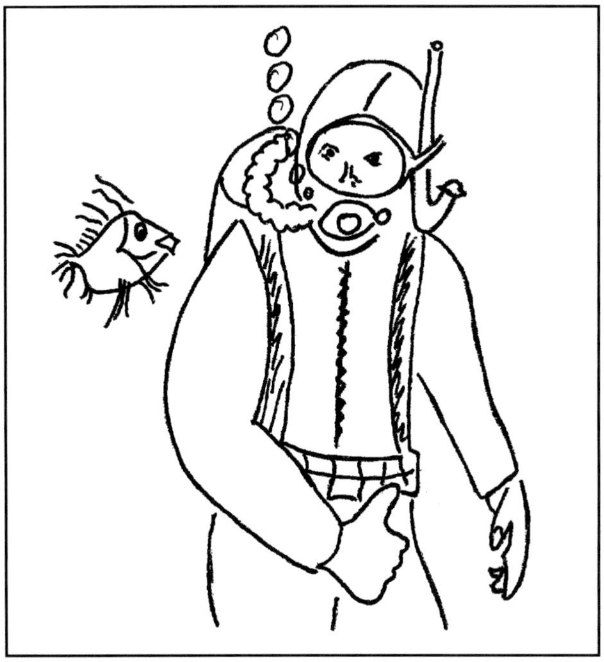

Abb. 9: „Taucher"

WB-TA 5

Unterwasserpuzzle:

Die Schüler sollen unter Wasser ein einfaches Puzzle aus nicht auftreibenden Kunststoffteilen (Herstellung durch eine Werkstufenklasse?) zusammenlegen. Sie tun dies in einer Wassertiefe, bei der sie das Gesicht auf jeden Fall auf die Wasseroberfläche legen müssen, um mit den Händen das Puzzle zusammenfügen zu können. Das Zusammenschieben der Teile mit den Füßen ist nicht erlaubt.

Lernziele (WB-TA):

e. Die Schüler sollen während ihres Aufenthalts unter Wasser Bewegungsaufgaben lösen.
f. Sie sollen sich unter Wasser orientieren.

Spiele zu den Zielschwerpunkten:

WB-TA 6

Ringräuber:

Zwei Schüler spielen gegeneinander. Im schultertiefen Wasser liegt ein Ring zwischen ihnen. Auf Startzeichen versucht jeder Schüler, diesen Ring vor seinem Partner heraufzuholen. Wer ist der schnellste Ringräuber. Das Spiel kann auch als Ausscheidungsspiel in der ganzen Lerngruppe gespielt werden.

WB-TA 7

Eisgeld-Fischer:

Auf dem Beckenboden liegt Geld für eine Familienpackung Eis. Dieses Eis könnte nach dem Schwimmen gemeinsam gekauft werden. Bedingung ist jedoch, daß jeder Schüler wenigstens fünf Geldstücke heraufholen muß. Zur besseren Orientierung unter Wasser können die Geldstükke z.B. innerhalb eines Tauchringes plaziert werden. Vorsicht: Nicht in der Nähe von Gullis oder am Beckenrand eines Hubbodenbeckens spielen.

WB-TA 8

Höhlenforscher 1:

Die Schüler sollen in eine Höhle vordringen und aus einer alten versunkenen Truhe Schätze bergen. Um in die Höhle zu gelangen, müssen sie ein Seil unterqueren, ohne es zu berühren. In einem umgedrehten Eimer, der mit Gewichten am Beckenboden befestigt ist, sind auftreibende Kleinspielzeuge versteckt. Die Taucher müssen in die Hocke gehen (Kopf unter Wasser) und einen der Schätze bergen. Die Übung bietet die Möglichkeit zur Leistungsdifferenzierung, indem man mehrere Eimer mit verschieden langen Seilen an den Gewichten befestigt.

WB-TA 9

Figurenlegen unter Wasser:

Die Schüler machen einander die witzigsten Figuren unter Wasser vor, die ihre Mitschüler erraten und dann nachahmen sollen.

WB-TA 10

Unterwasserpuzzle:

Wie WB-TA 5, diesmal jedoch in halstiefem Wasser. Um zu dem Puzzle am Beckenboden vorzudringen, müssen die Schüler sich an der Ausstiegsleiter oder einem Mitschüler herunterziehen.

WB-TA 11

Ab in die Grotte:

Eine Gruppe von Tauchern ist unterwegs auf Fotosafari. Plötzlich nähert sich ein Schwarm von

Barracudas (drei Schüler), die nichts Gutes für die Taucher erahnen lassen. Ihre einzige Chance ist die Flucht in eine nahegelegene Grotte. Um diese Grotte zu erreichen, müssen die Schüler ein gespanntes Seil unterqueren, ohne dieses zu berühren. Von Durchgang zu Durchgang wird das Seil tiefer gespannt. Eine andere Möglichkeit, den Eingang in die Grotte zu erschweren, ist das Befestigen von Autoschläuchen an dem gespannten Seil. Der Unterquerungsweg wird so verlängert. Bei diesem Spiel müssen die Lehrpersonen gut aufpassen, daß kein Schüler die Orientierung unter den Reifen verliert.

WB-TA 12

Den letzten beißt die Muräne (Reise nach Jerusalem):

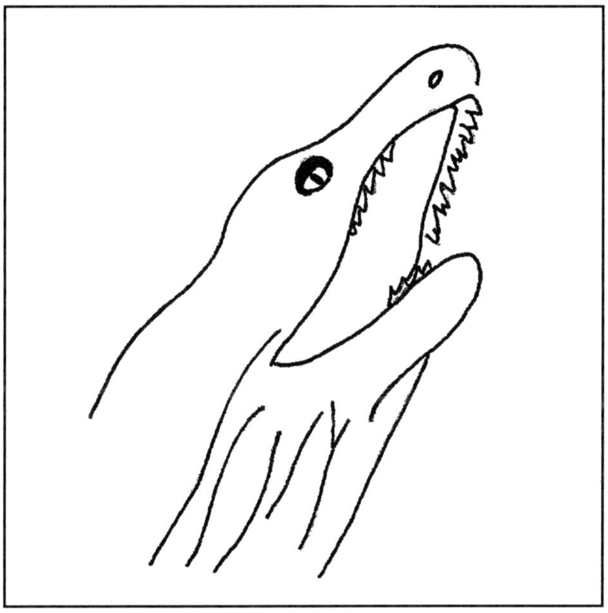

Abb. 10: „Muräne"

In einem großen Meerwasserschwimmbecken leben viele junge Seehunde und eine alte, reizbare Muräne. Die Seehunde machen sich oft einen Spaß daraus, die Muräne zu ärgern. Sie verlassen ihre sicheren Höhlen (Reifen, Autoschläuche) und gehen auf die Suche nach der Muräne. Diese läßt sich lange Zeit ihre Gereiztheit nicht anmerken, bis sie plötzlich und für die Seehunde unerwartet versucht, einen Seehund in die Flossen zu beißen. Voller Angst fliehen die Seehunde zurück in ihre Höhlen (Kopf unter Wasser und in dem Reifen auftauchen). Leider muß der Langsamste unter ihnen feststellen, daß der Zoowärter gerade eine Höhle verschlossen hat, da er sie säubern will (Wegnehmen eines Reifens). Diesem Seehund bleibt nur noch die Flucht an Land. –Ausscheidungsspiel

WB-TA 13

Die Flut im Tunnel:

Bei der Schatzsuche in dem alten Schloßkeller eines Inselschlosses werden die Abenteurer von der plötzlich hereinbrechenden Flut überrascht. Schnell ist der Tunnel, den sie zurückgehen müssen, überflutet. Nur in einzelnen Räumen (Reifen) ist noch eine Luftglocke. Ihre einzige Chance besteht darin, sich an einem durch den Tunnel gespannten Seil unter Wasser bis zu diesen Räumen entlangzuziehen. In diesen Räumen können die einzelnen Schatzsucher dann nach Luft schnappen, bevor der nächste Tauchgang zum nächsten Raum beginnt.

Variation: Es kann auch unter den gegrätschten Beinen der Mitschüler, die in einer Reihe stehend einen Tunnel bilden, hindurchgetaucht werden. Nach jeder Beindurchquerung bietet sich eine Gelegenheit zum Luftschnappen.

WB-TA 14

Höhlenforscher 2:

Erneut haben unsere Forscher eine Höhle gefunden, in der sie mit Recht einen Schatz vermuten. Leider ist diesmal der einzige Eingang ein besorgniserregend langer Tunnel, den es zunächst zu durchqueren gilt. Der Tunnel wird gebildet durch eine Schülerreihe, deren Mitglieder ihre Beine grätschen. Die Schatztaucher ziehen sich entweder an den Beinen ihrer Mitschüler, oder an einem unter Wasser gespannten Seil in das Innere der Höhle. Jeder Schüler darf nur einen Schatz bergen und muß mit ihm die Höhle auf dem gleichen Weg, den er hereingekommen ist, wieder verlassen.

WB-TA 15

Astronautentraining:

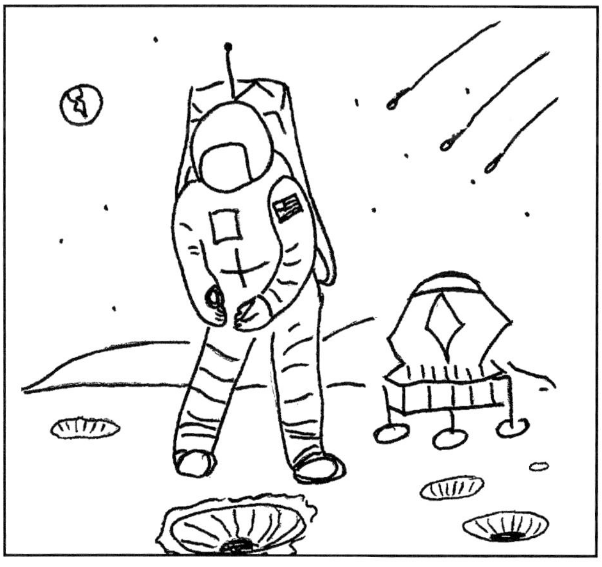

Abb. 11: „Astronaut"

Für ihren Mondflug trainieren die Astronauten in einem Schwimmbecken das Bewegen in der Schwerelosigkeit. Auf dem Mond sollen sie demnächst schwere Lasten tragen können. Sie üben dies, indem sie ihre Kollegen tragen oder sogar auf die Schulter nehmen und unter Wasser – so lange die Luft reicht – „spazierengehen".

WB-TA 16

Haltet das Feld frei:

Zwei Mannschaften bekommen je ein Spielfeld zugewiesen. In ihren Feldern liegen auf dem Beckenboden jeweils die gleiche Anzahl von Gummiringen. Jede Mannschaft hat die Aufgabe, soviele Ringe wie möglich aus ihrem Feld zu entfernen und in das gegnerische Feld zu werfen. Sie werfen die Ringe möglichst weit entfernt von ihren Gegenspielern, um sie einerseits nicht zu verletzen und um ihnen andererseits den (Lauf-) Weg bis zu den Ringen zu verlängern.

Das Spiel kann noch erweitert werden, indem die Schüler die Auflage haben, den Ring nur dann ins gegnerische Feld zu werfen, wenn sie dies aus einem Abwurfschwimmreifen tun. Sie laufen zu ihren, an der Mittellinie auf dem Wasser schwimmenden Reifen, tauchen von unten in sie hinein und werfen erst dann die Gummiringe ins gegnerische Feld. Der Reifen darf auch nur durch Heraustauchen verlassen werden.

Lernziele (WB-TA):

g. Die Schüler sollen kopfwärts abtauchen.

h. Sie sollen sich unter Wasser fortbewegen.

i. Sie sollen ihre Arme zum Suchen und Ausnutzen des Abdruckwiderstandes benutzen.

j. Sie sollen sich während des Fortbewegens unter Wasser orientieren.

k. Sie sollen sich zielgerichtet unter Wasser fortbewegen.

Spiele zu den Zielschwerpunkten:

WB-TA 17

Lernvoraussetzung: Zumindest kurzzeitiges Gleiten aus Schwebesprüngen (siehe Kapitel 5.2.4.)

Haltet das Feld frei:

Vgl. WB-TA 16, jedoch unter dem Zielschwerpunkt, daß die Laufwege durch kopfwärtiges Tauchen (mit erlaubten Stehpausen zum Luftholen) ersetzt werden.

WB-TA 18

Lernvoraussetzung: Gleiten aus Schwebesprüngen (siehe Kap. 5.2.4.)

Moby-Dick:

Von einem Schiff aus versuchen gemeine Tierjäger harmlose Wale zu harpunieren. Immer wenn die Wale zum Luftholen auftauchen, schleudern die Tierquäler eine Harpune hinterher. Mehrere Schüler spielen die Wale, die sich mit Delphinsprüngen durch das Schwimmbecken bewegen. Einige Mitschüler übernehmen im Wechsel den ungeliebten Part der Tierschänder und versuchen, die Wale mit Schaumstoffbällen zu harpunieren. Solange die Wale unter Wasser sind, kann ihnen natürlich nichts passieren.

WB-TA 19

Lernvoraussetzung: Gleiten (siehe Kapitel 5.2.4.)

Delphinschule 1:

In einem großen Delphinarium versucht der Tierdompteur, seinen Dephinen einen neuen Trick beizubringen. Sie sollen durch eine Reihe hintereinandergehaltener Reifen hindurchschwimmen, ohne sie zu berühren. Die Schüler stoßen sich von der Treppe oder dem Beckenrand ab und durchqueren gleitend die Reifen unter Wasser.

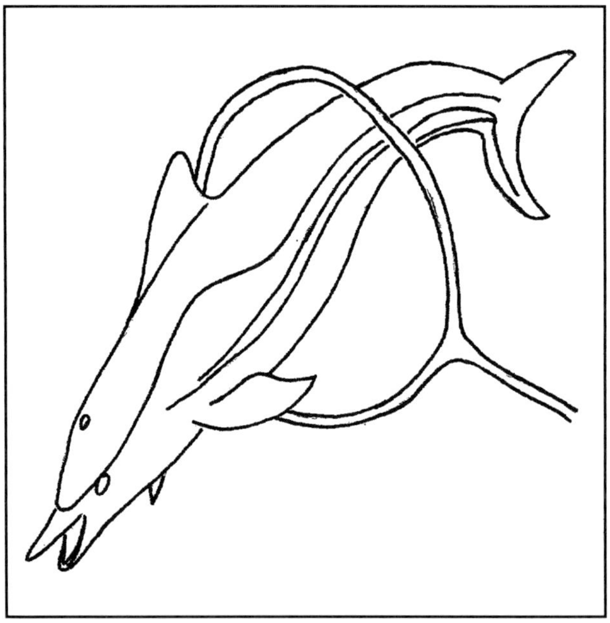

Abb. 12: „Springender Delphin"

Die Reifen sollen zunächst in einer Reihe gehalten werden, dann aber auch horizontal und/oder vertikal versetzt werden. Das bedeutet für die Schüler, daß sie ihren Gleitweg über eine Körperbeugung, die durch die entsprechende Kopfbewegung eingeleitet wird, steuern müssen.

WB-TA 20

Delphinschule 2:

Ein weiterer Trick, den die Delphine erlernen sollen, ist das Durchspringen eines auf dem Wasser schwimmenden Reifens (von innen nach außen und für Mutigere auch umgekehrt), um danach einen vom Delphin-Trainer geworfenen Ball zu apportieren. Je zwei Schüler teilen sich einen Reifen und spielen abwechselnd Delphin und Trainer. (Dieses Spiel funktioniert nur in maximal brusttiefem Wasser. Vorsicht: Zu flaches Wasser könnte zu Kopfverletzungen führen.)

WB-TA 21

Delphinschule 3:

Diesmal sollen die Delphine einen Ball, Luftballon oder ein Schwimmbrett apportieren. Sie müssen dazu zunächst von unten an den Gegenstand herantauchen, um ihn dann mit dem Kopf zurückzuschieben. (Dieses Spiel funktioniert nur in maximal brusttiefem Wasser. Vorsicht: Zu flaches Wasser könnte Kopfverletzungen begünstigen.)

WB-TA 22

Lernvoraussetzung: Kennen der Organisationsform „Begegnungsstaffette" – Sonst muß das Spiel vereinfacht werden.

Perlentaucher:

Auf einer Südseeinsel findet ein Wettstreit der besten Perlentaucher statt. Die Besatzung je eines Bootes (2 Schüler) versucht den anderen zu beweisen, daß sie das schnellste Perlentaucherpaar der Insel sind. Taucher Nr. 1 verläßt das Boot und taucht bis zu einer Kiste, in der die abgezählten Perlen verstaut sind (=ein an der gegenüberliegenden Beckenseite umgedreht am Boden befestigter Eimer, in dem sich Tischtennisbälle befinden). Er holt eine Perle heraus und taucht auf. Nachdem er seinem Partner ein Zeichen gegeben hat, tauchen sie aufeinander zu und treffen sich ca. in der Beckenmitte (Begegnungsstaffette). Dort übergeben sie sich die Perle und der zweite Taucher bringt sie zum Boot (Reifen am Beckenrand). Gewinner wird die Mannschaft, die zuerst mit allen Perlen wieder zurück im Boot ist.

WB-TA 23

Indianerüberfall:

Eine Gruppe von Trappern ist mit einigen Flößen auf einem Fluß unterwegs. Sie durchqueren dabei feindliches Indianergebiet. Ein Stamm ist bekannt dafür, daß er sich tauchend an die Faltboote heranpirscht. Die Schüler, die die Trapper spielen, fahren mit Luftmatratzen über das Schwimmbecken. Die Schüler, die die Indianer spielen, versuchen, sie mit Tennisschaumstoffbällen zu treffen. Sie dürfen allerdings erst dann werfen, wenn sie zuvor die Luftmatratze ihres Opfers unterquert haben. Wechsel.

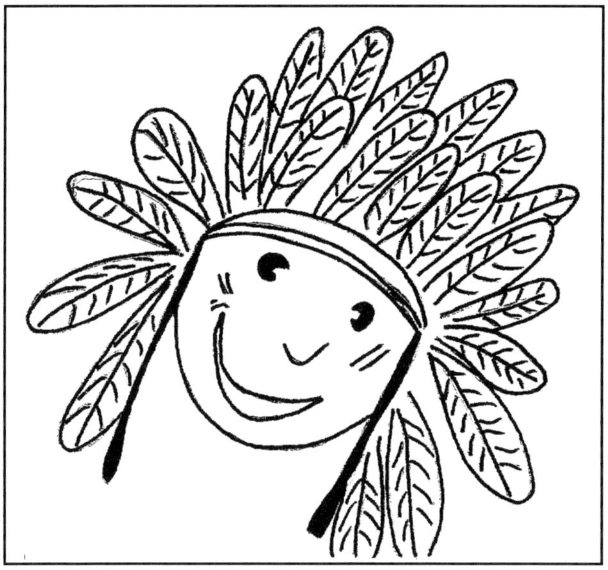

Abb. 13: „Indianer"

WB-TA 24

Hechte brechen aus:

Ein Schwarm von Hechten ist einer Gruppe von Fischern ins Netz gegangen und versucht nun wieder auszubrechen. Sie werden von den „Fischern", die einen Stirninnenkreis bilden und sich dabei an den Händen festhalten, allerdings daran gehindert. Diese stellen sich den Ausreißern immer wieder mit ihren Beinen in den Weg. Die Hechte haben bessere Chancen, wenn sie ihre Ausbruchsversuche koordinieren, um die Fischer zu verwirren.

WB-TA 25

Unterwasserhindernisbahn:

Es werden zwei Mannschaften gebildet. Jede Mannschaft baut mit den unterschiedlichsten Materialien eine Unterwasserhindernisbahn, von der sie behauptet, daß niemand von der gegnerischen Mannschaft sie unter- bzw. durchqueren kann. Wenigstens zwei Mitglieder der Aufbaumannschaft müssen jedoch nachher beweisen, daß die Aufgabe zu lösen ist.

WB-TA 26

Lernvoraussetzung: Gleiten

Ring-Jäger:

Zwei Schüler spielen zusammen. Der eine wirft vom Beckenrand einen Gummiring ins Wasser. Der andere stößt sich vom Beckenrand ab und versucht, den Ring mit einem Stab (Tauchsprosse) aufzuspießen, bevor er auf den Boden gesunken ist. Um ein Zu-Weit-Werfen des Werfers zu vermeiden, wird ein Reifen in eine für den Taucher günstige Entfernung auf das Wasser gelegt, in den der Werfer zielen muß.

WD-TA 27

Tiefseetaucher:

Um aus großer Tiefe aus einem gesunkenen Schiff wertvolle Ringe heraufzuholen, ziehen sich die Taucher mit den Händen an einem gespannten Seil bis zum Schiff hinab. In einer Luftblase innerhalb des Schiffes schöpfen sie kurz Luft (Auftauchen in einem von 2 bis 3 Schwimmreifen), bevor es auf dem gleichen Weg zurück zum Versorgungsschiff geht. Leider hat sich der Fundort des Schatzschiffes herumgesprochen, so daß zwei (drei) Teams um die Wette tauchen.

WB-TA 28

Ringtorwart:

Zwei Schüler spielen zusammen. Ein Werfer wirft einen Gummiring rechts oder links neben den Torwart. Dieser soll versuchen, ihn entweder in der Luft, oder aber auch während seines Sinkweges zum Beckenboden zu fangen. Vorgeschriebene Bewegungsart für den Torwart sind kopfwärtige Sprünge zum Ring hin (Torwartparaden).

Lernziel (WB-TA):

L. Die Schüler sollen die Auftriebswirkung ihres Körpers überwinden, indem sie bewußt ausatmen.

Spiele zum Zielschwerpunkt:

Lernvoraussetzung für alle Spiele: Ausatmen gegen den Wasserdruck

WB-TA 29

Blubber-Hitparade:

Wie wäre es mit einer Hitparade, bei der sich Zuschauer und Interpreten unter Wasser befinden. Ehrlich gesagt, der schönste Song wird unter Wasser zum grauenhaften Geblubber. Aber das macht ja nichts, wenn man selbst weiß, was man singt. Ob die Zuhörer den Titel allerdings erraten können? Wer kann singen, indem er durch die Nase summt und zusätzlich durch die Nasenöffnung ein paar Blasen blubbern läßt?

Auskühlungsgefahr: Bewegungsaktives Spiel muß folgen.

WB-TA 30

Wie spät ist es? (Stille Post)

Ein Schüler denkt sich eine Uhrzeit aus (volle Stundenzahl) und sagt sie seinem Nachbarn unter Wasser ins Ohr. Dieser gibt diese Uhrzeit, oder jedenfalls die, die er zu verstehen glaubte, wiederum an den nächsten weiter. Gegen Ende der Schülerreihe wird die letzte Zeitangabe mit der ersten verglichen.

Auskühlungsgefahr: Bewegungsaktives Spiel muß folgen.

WB-TA 31

Ein Tag unter Wasser:

Mal angenommen, Menschen brauchen keine Luft zum Leben, sondern Wasser. Wie würde ein Tagesablauf dann bei uns aussehen? Wahrscheinlich gar nicht viel anders als sonst. Morgens aus dem Bett aufstehen, Toilettengang, Morgenwäsche, Frühstück, Busfahrt zur Schule ... Die Schüler sollen im Rollenspiel diese verschiedenen Situationen des Tages unter Wasser darstellen. Der zu spielende Tag kann auch abends beginnen. Die Schüler können in ihr Bett steigen, indem sie mit den Händen zuerst die Treppe hinunter bis zum Beckenboden gehen.

WB-TA 32

Wohin mit der Beute?

Die Räuber glaubten sich schon in Sicherheit mit ihrer Beute (Pullbuoys o.ä.). Dann hörten sie von weitem die Sirene des Polizeibootes. Wohin mit der Beute? Da fiel ihrem Anführer der alte –unter Wasser stehende– Tunnel (aus Reifen) ein, der direkt zu einem Abwasserschacht (Autoschlauch am Beckenrand) führt, von dem aus die Räuber mitsamt der Beute ungesehen entkommen können. Aber fix muß es geschehen, denn in spätestens ... Minuten erscheint die Polizei. Bis dahin darf nichts mehr von den Räubern oder ihrer Beute zu sehen sein.

WB-TA 33

Jonas und der Wal:

Eigentlich war Jonas auf dem Weg nach Athen, als sein Schiff sank. Jetzt treibt er allein auf hoher See und wäre froh, wenn er überhaupt irgendwo an Land gehen könnte. Plötzlich taucht ein großer Wal hinter ihm auf und verschluckt ihn versehentlich. Durch die lange Speiseröhre (Reifentunnel) gelangt er schließlich zusammen mit einer gewaltigen Menge Wasser (zwei Mitschüler schieben ihn, vgl. WG-AU 37) in den Magen des Wales (Autoschlauch). Hier stinkt es zwar gewaltig, aber er kann wenigstens atmen. Dennoch ist er mit seiner Situation sehr unzufrieden und will so schnell wie möglich wieder hinaus. Das wiederum gefällt dem Wal nicht, da Jonas ihn beim Herausschwimmen immer wieder berührt, so daß er schließlich würgen muß. Die Speiseröhre wird dadurch erschüttert, wie ein Tunnel bei einem Erdbeben (Die Mitschüler ziehen die Reifen etwas hin und her, um Jonas den Weg nach außen zu erschweren). Ob es Jonas gelingt, wieder ans Tageslicht zu gelangen? (Der Tauchende versucht, die Reifen zu fassen und sich an ihnen zum Ausgang zu ziehen. Vorsicht: Alle müssen gut aufpassen, daß der Taucher gegen Ende seines Luftvorrates ungehindert zur Wasseroberfläche aufsteigen kann.)

WB-TA 34

Minigolf der Fische:

Zwei Fischschwärme spielen Minigolf gegeneinander. Sie starten von einer zuvor bestimmten Position mit einem Tischtennisball unter ihrem Schuppenkleid (Badekleidung) und tauchen bis unter einen alten Autoschlauch (einer pro Schwarm). Dort holen sie den Ball hervor und lassen ihn vom Beckenboden aus nach oben treiben, wo er hoffentlich innerhalb des Autoschlauches an's Tageslicht tritt. Die schlauesten Fische haben schnell erkannt, daß sie mit Hilfe der von ihnen ausgestoßenen Luftblasen ihre Position zum Loslassen des Balles besonders gut finden können.

WB-TA 35

Rein Schiff machen:

Eine Seefahrt die ist lustig..., wenn nur nicht dieser Sauberkeitsfanatiker von Kapitän wäre. Der will doch tatsächlich, daß das Schiff nicht nur auf Deck, sondern auch unter Kiel gesäubert werden soll: Entweder waschen die Schüler mit einem Schwamm von unten eine Luftmatratze, auf der ein Mitschüler liegt, oder den Wünschen des Bademeisters wird mit Bürsten unter Wasser entsprochen. Es ist ja kaum zu glauben, wie dreckig so ein Schwimmbecken sein kann.

WB-TA 36

Taucherglocke:

Nicht nur die Feuerwehr muß ständig üben, sondern auch die Taucher der DLRG. So auch bei dieser Übung, bei der es gilt, eine Taucherglocke mit Luft zu füllen. Zwei Tauchteams treten gegeneinander in einer Pendelstaffel an. Sie tauchen bis unter die Taucherglocke (ein an einem Seil mit Gewichten am Boden befestigter –umgedrehter– Eimer) und blasen die gesamte restliche Luft dort hinein. Nachdem sie an der Wasseroberfläche wieder Luft geholt haben, tauchen sie zu ihrem Team zurück. Der Nächste startet. Welcher Eimer ist zuerst „trockengelegt"?

5.2.4. Gleiten (WB-GL)

Übungen in Brust- , Seit- und Rückenlage:

Anmerkungen zum Bereich Gleiten:

Beim Gleiten versuchen die Schüler, einen anfänglich erzeugten Abstoßimpuls zu einer Distanzüberwindung im Wasser in einer waagrechten Schwimmlage auszunutzen. Die waagrechte Schwimmlage ist ihrerseits gekennzeichnet durch eine Körperstreckung und Körperanspannung. Während des Gleitens ist der Schwimmer bemüht, durch seine Lage möglichst wenig Frontalwiderstandsfläche zu bieten. Fehlermöglichkeiten sind:

- Kopf nicht zwischen den Armen (mit dem Gesicht im Wasser),
- zu breite Arm- oder Beinhaltung,
- Arme nicht in Körperfluchtlinie gestreckt (bzw. angelegt in Rückenlage),
- locker nachhängende Beine,
- Hände und Füße nicht in Körperfluchtlinie gestreckt (Hakenfüße),
- Hohlkreuzhaltung.

Lernvoraussetzungen:

- Einnehmen der Schwimmlage im Wasser (vgl. Stützeln)
- Angstfreier Aufenthalt unter Wasser
- Wiederfinden einer sicheren Standposition
- Fähigkeit zur Körperspannung
- Fähigkeit zur Körperstreckung
- Fähigkeit zum statischen Auftreiben

Lernziel (WB-GL):

a. Die Schüler sollen gleiten, nachdem sie sich von der Treppe oder dem Beckenrand abgestoßen haben.

Spiele zu dem Zielschwerpunkt:

WB-GL 1

Hechtschießen:

Dieses altbekannte und beliebte Spiel benötigt keine neuen Kleider: Die Schüler stoßen sich von der Treppe oder vom Beckenrand ab. Wer am weitesten kommt, ist Sieger. Zunächst sollte man mit dem Abstoßen von der Treppe beginnen, da dort die Gefahr des Abrutschens mit den Füßen nicht so groß ist, wie an der Wand.

Das Hechtschießen kann sowohl mit Auftriebshilfen, als auch ohne ausgeführt werden. Beim Benutzen z.B. eines Schwimmbrettes ist darauf zu achten, daß die Körperlage insgesamt gestreckt ist. Stützen sich die Schüler auf dem Brett ab, um den Kopf damit vermeintlich in die Höhe zu drükken, ergibt sich eine ungünstige Gleitlage. Richtiger wäre ein „Kopf-zwischen-die-Arme-Nehmen" bei gleichzeitiger Konzentration auf eine Streckung der Arme nach vorn.

Das Gleiten mit dem Schwimmbrett in der Rükkenlage sollte allerdings mit angewinkelten Armen, die das Brett quasi als Kopfkissen unter dem Kopf halten, erfolgen. Ein Strecken der Arme in der Rückenlage würde zwangsläufig zu einem Einknicken in der Hüfte führen, da in der Rückenlage keine relative Gelenksperre bei der Aufrechterhaltung der Strecklage hilft.

Das Einsetzen von Schwimmbrettern als methodisches Hilfsmittel sollte nur erfolgen, wenn die Schüler die Lernvoraussetzung des statischen Auftreibens tatsächlich erfüllt haben.

WB-GL 2

Ring-Jäger

vgl. WB-TA 24

WB-GL 3

Perlentaucher (vgl. WB-TA 20)

Lernziel (WB-GL):

b. – Die Schüler sollen ausgehend von Schwebesprüngen auf ein Ziel zugleiten (unter besonderer Zielsetzung der Körperstreckung auf das Ziel zu).

Spiele zu dem Zielschwerpunkt:

WB-GL 4

Fang den Reifen:

Ein an einem Seil festgebundener Schwimmreifen wird von einer Lehrperson durch das Wasser gezogen. Die Schüler versuchen, ihn zu fassen. Ihre Fortbewegungsart wird allerdings auf Hechtsprünge *mit anschließender Gleitphase* festgelegt.

WB-GL 5

Reifenweithechten:

Die Schüler sollen von einer Absprungmarke durch einen gehaltenen Reifen hechten, um dann nach einer langen Gleitphase einen dahinterliegenden Ball mit den Händen zu berühren. Der Abstand zwischen Reifen und Ball wird von Durchgang zu Durchgang vergrößert. Das Spiel kann auch als Ausscheidungswettkampf gespielt werden.

WB-GL 6

Hechte brechen aus:

vgl. WB-TA 22

WB-GL 7

Moby-Dick

vgl. WB-TA 16

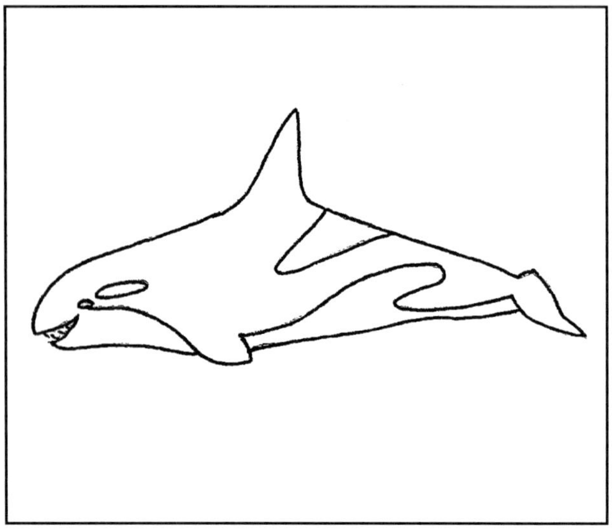

Abb. 14: „Wal"

Lernziel (WB-GL):

c. Die Schüler sollen sich in der Gleitlage ziehen und (an-) schieben lassen.

Spiele zu dem Zielschwerpunkt:

vgl. Dynamischer Auftrieb unter besonderer Berücksichtigung der Einahme einer optimalen Gleitlage:

WB-GL 8

Baumstämme-flößen

vgl. WB-AU 39

WB-GL 9

Wasserski

vgl. WB-AU 40

Lernziel (WB-GL):

d. Die Schüler sollen während des Gleitens die Gleitrichtung steuern.

Spiele zu dem Zielschwerpunkt:

WB-GL 10

Delphinschule 1:

vgl. WB-TA 17

WB-GL 11

Wasserballett:

Wer kann nach dem Abstoßen die schönste Wasserballett-Kür gleiten? Erlaubt sind Schrauben, Salti (mit vertikaler und horizontaler Achse),

Schlangenlinien, Kombinationen (...). Kreativität und Ausführung wird begutachtet. Wer findet einen originellen Abschluß für das Ende des Gleitweges (Figurenlegen)?

WB-GL 12

Verspielte Delphine:

Eine Gruppe junger Delphine spielt Fangen. Wer fängt den Anführer? Erlaubte Fortbewegungsart sind alle Arten von Delphinsprüngen (=kopfwärtige Sprünge im Becken mit kurzer Überwasserphase vor dem Gleitweg unter Wasser). Es ist sowohl für den Verfolgten wie für seine Verfolger wichtig, unter Wasser Haken zu schlagen. Das geschieht durch Körperbeugungen bzw. -verwringungen während der Gleitphase. Ist der Anführer gefangen, wird der Fänger selbst zum Anführer.

5.2.5. Springen (WB-SP)

Sprünge im und ins Wasser gehören zu den motivierendsten Übungen überhaupt, wenn die Schüler alle dafür benötigten Lernvoraussetzungen erfüllen. Sie benötigen deshalb wirklich keine neuen Kleider in Form von Spielen. Wesentlich wirkungsvoller sind gute Vorbilder oder witzige Aufgabenstellungen. Deshalb wird im folgenden eine Auswahl von geeigneten Sprungmöglichkeiten aufgezeigt. Auch hier gilt natürlich: Kein Zwang zu einem Sprung!

Lernvoraussetzungen:

- angstfreier Aufenthalt unter Wasser
- Wiederfinden einer sicheren Standposition

Vorsicht: Sie müssen natürlich immer darauf achten, daß die Schüler bei jedem Sprung „genügend Wasser unter dem Kiel haben“. Steile Eintauchswinkel erfordern natürlich eine größere Wassertiefe als flache Winkel.

Lernziel (WB-SP):

Die Schüler sollen eine Vielzahl von Sprungmöglichkeiten mit großer Variationsbreite kennenlernen.

1 – Sprünge im Lehrbecken

Bei diesen Sprüngen werden die Schüler immer wieder mit dem Widerstand des Wassers konfrontiert. Ein nicht ganz sauber ausgeführter Sprung an Land läßt sich in der Luft vielleicht schnell wieder korrigieren. Im Wasser hingegen verliert der Springer leicht die Kontrolle über seine Flug- (Schwebe-) bahn, so daß er seinen instabilen Zustand eventuell durch Armbewegungen ausgleichen muß. Ausrutscher sind immer wieder vorprogrammiert. Daher sollte sichergestellt sein, daß sich die Schüler angstfrei unter Wasser aufhalten können.

Fußwärtige Sprünge:

- Känguruh-Hüpfen (mit geschlossenen Beinen)
- Sack-Hüpfen (mit Aufgabe)
- Hürdenlauf (Schrittsprünge)
- Pferderennen (Galoppschritt)
- Gummitwist
- Hüpfen nach Feldern (markiert durch nicht auftreibende Reifen)

Kopfwärtige Sprünge:

- Delphinspringen
- Torwartparaden
- Hochsprung rückwärts (Flop-Technik)

2 – Sprünge von der Treppe / vom Beckenrand (aus dem Sitz, der Hocke, dem Stand und dem Anlauf)

Bei diesen Sprüngen ist eine ausreichende Wassertiefe ebenso Voraussetzung, wie ein Abwarten der Schüler, bis die Sprungzone frei von Mitschülern ist.

- Weitsprung mit geschlossenen Beinen
- Schrittweitsprung
- fußwärtige Zielsprünge in einen Reifen (bei genügend tiefem Wasser)
- kopfwärtige Weitsprünge auf ein Ziel zu (z.B. einem Lehrer den Ball aus den Händen stoßen, einen in die Luft geworfenen Ball während des Sprunges wegfausten, einen absinkenden Ring erfassen, bevor er den Beckenboden berührt)
- Kopfwärtige Zielsprünge durch einen Reifen
- Schritt- und Schlußsprünge rückwärts ins Wasser (Vorsicht: Eine Lehrkraft bleibt zur Hilfestellung vor dem rückwärts springendem Schüler am Beckenrand stehen, da der Schüler leicht ausrutschen kann oder seinen Oberkörper so weit nach vorne beugt, daß er mit dem Kinn auf dem Beckenrand aufschlägt. In diesem Fall muß der/die Unterrichtende dem springenden Schüler einen beherzten Stoß zur Flugbahnkorrektur geben.)
- Sprünge mit Drehungen ($^1/_4$, $^1/_2$, $^1/_1$)
- Rollen ins Wasser (seitwärts, Rolle vorwärts und rückwärts über eine Schaumgummimatte ins Wasser)

Gruppensprünge

(z.B. entgleisender Zug: Alle Schüler sitzen hintereinander am Beckenrand im Grätschsitz und fassen sich an den Schultern. Eine Kurve zur Wasserseite läßt die Lokomotive entgleisen. Waggon um Waggon folgt ihm nach dem Dominoeffekt.)

– Juxsprünge

(z.B. Während des Sprunges macht der Springer etwas in der Luft vor, was die Mitschüler erraten sollen und / oder nachmachen sollen.)

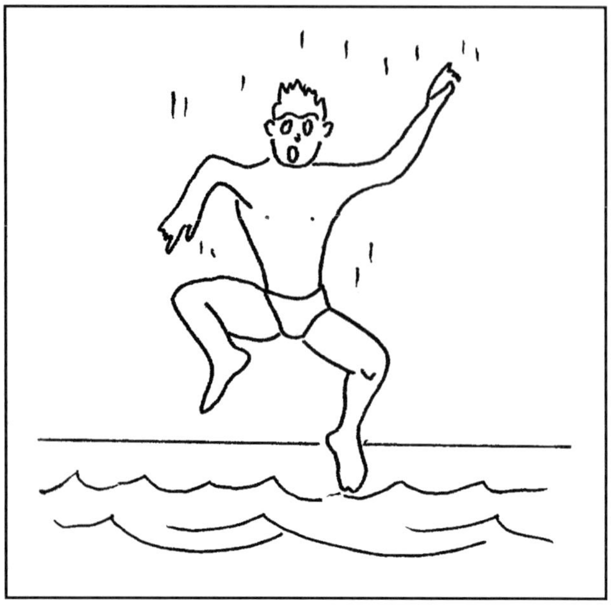

Abb. 15: „Springer“

6. Anhang

Lernzielkatalog zur Wassergewöhnung und Wasserbewältigung

Lernziele zum Verhalten im Schwimmbad (V)

– Die Schüler sollen das Schwimmbad und damit in Verbindung stehende Verhaltensregeln kennenlernen. (Einzelziele, siehe Kapitel 5.1.1.)

Lernziele zur Wahrnehmung der Eigenschaften des Wassers (WG-RE)

a. Die Schüler sollen die Eigenschaft der Feuchtigkeit des Wassers empfinden.

b. Sie sollen sich an den Kältereiz gewöhnen.

c. Sie sollen sich an den Wasserdruck gewöhnen:

Sie sollen lernen, ihre Einatmung dem verstärkten Druck des Wassers auf ihrem Brustkorb anzupassen.

d. Sie sollen Wasserspritzern gegenüber unempfindlich werden.

e. Sie sollen ihren Körper immer tiefer in das Wasser eintauchen.

f. Sie sollen ihr Gesicht und den Hinterkopf auf die Wasseroberfläche legen.

Lernziele zur zielgerichteten Fortbewegung im Wasser (WG-FO):

a. Die Schüler sollen lernen, den Wasserwiderstand zu überwinden, indem sie im Wasser mit verschiedenen Tiefen (vorwärts, rückwärts und eventuell seitwärts) gehen, laufen, hüpfen, tanzen, kriechen, robben... (vom Lehrer festgelegte Fortbewegungsart).

b. Sie sollen zur Unterstützung der festgelegten Fortbewegungsart ihre Arme zum Abstoßen vom Wasserwiderstand einsetzen.

Lernziele zum Kennenlernen und Ausnutzen der natürlichen Auftriebswirkung des Wassers (WB-AU):

a. Die Schüler sollen das Phänomen des Auftriebs beim Umgang mit verschiedenem Spielmaterial kennenlernen.

b. Sie sollen ihre Erfahrungen verbalisieren.

c. Die Schüler sollen die Auftriebsfähigkeit ihres eigenen Körpers beim Sitzen im Wasser kennenlernen und anwenden (Teilkörperschwebe).

d. Die Schüler sollen die Auftriebsfähigkeit ihres eigenen Körpers beim Liegen im Wasser (mit dem Kopf auf den Stufen) kennenlernen und anwenden (Teilkörperschwebe in Schwimmlage).

e. Die Schüler sollen die Auftriebsfähigkeit ihres eigenen Körpers beim Stützeln kennenlernen und anwenden (Teilkörperschwebe).

f. Sie sollen aus dieser Schwimmlage schnell wieder in eine sichere Standposition finden können.

g. Die Schüler sollen die Auftriebswirkung ihres Körpers beim Stützeln durch Paddeln der Hände und Beine unterstützen.

h. Die Schüler sollen die Fähigkeit des eigenen Körpers zum freien statischen Auftrieb im Wasser kennenlernen und anwenden (Ganzkörperschwebe).

i. Die Schüler sollen das Auftreiben in der Gleitbewegung kennenlernen und anwenden (dynamischer Auftrieb).

Lernziele zur Atmung (WB-AT):

a. Die Schüler sollen während des Aufenthalts im halstiefen Wasser bewußt und kontrolliert ausatmen.

b. Die Schüler sollen ihre Ausatmung durch Mund und Nase an den Druck des Wassers auf die Atmungsorgane anpassen.

c. Die Schüler sollen während der Bewegung unter Wasser ausatmen.

Lernziele zum Tauchen (WB-TA):

a. Die Schüler sollen ihren Kopf auf die Wasseroberfläche legen.

b. Sie sollen ihren Kopf unter Wasser halten.

c. Sie sollen sich mit ihrem ganzen Körper unter Wasser aufhalten.

d. Sie sollen ihre Augen unter Wasser öffnen.

e. Die Schüler sollen während ihres Aufenthalts unter Wasser Bewegungsaufgaben lösen.

f. Sie sollen sich unter Wasser orientieren.

g. Die Schüler sollen kopfwärts abtauchen.

h. Sie sollen sich unter Wasser fortbewegen.

i. Sie sollen ihre Arme zum Suchen und Ausnutzen des Abdruckwiderstandes benutzen.

j. Sie sollen sich während des Fortbewegens unter Wasser orientieren.

k. Sie sollen sich zielgerichtet unter Wasser fortbewegen.

l. Die Schüler sollen die Auftriebswirkung ihres Körpers überwinden, indem sie bewußt ausatmen.

Lernziele zum Gleiten (WB-GL):

a. Die Schüler sollen gleiten, nachdem sie sich von der Treppe oder dem Beckenrand abgestoßen haben.

b. Die Schüler sollen ausgehend von Schwebesprüngen auf ein Ziel zugleiten (unter besonderer Zielsetzung der Körperstreckung auf das Ziel zu).

c. Die Schüler sollen sich in der Gleitlage ziehen und (an-) schieben lassen.

d. Die Schüler sollen während des Gleitens die Gleitrichtung steuern.

Lernziel zum Springen (WB-SP):

a. Die Schüler sollen eine Vielzahl von Sprungmöglichkeiten mit großer Variationsbreite kennenlernen.

7. Literaturverzeichnis (thematisch geordnet)

Literatur zur Thematik des *Anfängerschwimmens:*

Bauermeister, H.: In der Badewanne fängt es an. Wie kleine Kinder spielend Schwimmen lernen. München 1984.

Bresges, L.: Kinder lernen Schwimmen im 1. und 2. Lebensjahr. 2. Auflage München 1981.

Gildenhard, N.: Wichtige didaktisch-methodische Prinzipien eines Schwimmkurses im Vorschulalter, in: DSV – Internationaler Kongreß Anfängerschwimmen des deutschen Schwimmverbandes e.V., Kongreßbericht. München 1978.

Gildenhard, N.: Vielseitiges Anfängerschwimmen in Schule und Verein. Schorndorf 1986, 2. erweiterte Auflage.

Graumann, D.: Die Wassergewöhnung, in: DSV – Internationaler Kongreß Anfängerschwimmen des deutschen Schwimmverbandes e.V., Kongreßbericht. München 1978.

Hahmann, H./Schneider, F.: Schwimmenlernen. Differenzierte Übungs- und Spielformen. 1982.

Heinrich, W.: Spielerische Wassergewöhnung im Anfängerschwimmunterricht. 4. Auflage Schorndorf 1979.

Hellmich, H.: Kinder lernen Schwimmen im 3. und 4. Lebensjahr. München 1974.

Innenmoser, J.: Die Bedeutung des Anfängerschwimmens in der Rehabilitation Behinderter, in: DSV – Internationaler Kongreß Anfängerschwimmen des deutschen Schwimmverbandes e.V., Kongreßbericht. München 1978.

Lingenau, W. G.: Wahl der Anfangsschwimmart und Reihenfolge der Schwimmarten, in: DSV – Internationaler Kongreß Anfängerschwimmen des deutschen Schwimmverbandes e.V., Kongreßbericht. München 1978.

Oppe, W.: Entwicklung der Lehrweisen des Schwimmunterrichts, in: DSV – Internationaler Kongreß Anfängerschwimmen des deutschen Schwimmverbandes e.V., Kongreßbericht. München 1978.

Oppe, W.: Hilfsmittel beim Schwimmunterricht, in: DSV – Internationaler Kongreß Anfängerschwimmen des deutschen Schwimmverbandes e.V., Kongreßbericht. München 1978.

Sportpädagogik: Zeitschrift für Sport-, Spiel- und Bewegungserziehung: Heft 2/81: „Schwimmen".

Wilke, K.: Anfängerschwimmen. Reinbek 1987.

Literatur zur Thematik des *Schwimmens mit Behinderten:*

Adolph, H.: Sport mit geistig Behinderten. Bad Homburg 1981.

Bauer, A./Pellens, C./ van der Schoot, A.: Dokumentation und Bericht zum Stand der Forschung im Bereich Motorik und Sport bei Geistig Retardierten, in: **Jochheim, K. A./van der Schoot, A.,** Behindertensport und Rehabilitation, Teil 1, Dokumentation und Bericht zum Stand der Forschung im Bereich des Sports mit Psychisch Behinderten und Geistig Retardierten, Schorndorf 1981.

Balster, K./von Gymnich, G.: Materialsammlung „elementare Bewegungserziehung" für den Unterricht mit geistigbehinderten Schülern, in: Praxis der Psychomotorik 2/89, S. 72ff.

Bentele, P.: Schwimmen mit geistig Behinderten, Teil I, in: Praxis der Psychomotorik 4/87, S. 133ff.

Faltemeier, L.: Sport macht lebendiger: Zur Entdeckung des Körperpotentials und der Körperlust von Menschen mit geistiger Behinderung. Bonn-Bad Godesberg 1984.

Haas, P.: Fördern durch Fordern. – Eine leistungsorientierte Bewegungs- und Sporterziehung mit Geistigbehinderten. Dortmund 1987.

Innenmoser, J.: Die Bedeutung des Anfängerschwimmens in der Rehabilitation Behinderter, in: DSV – Internationaler Kongreß Anfängerschwimmen des deutschen Schwimmverbandes e.V., Kongreßbericht. München 1978.

Innenmoser, J.: Schwimmspaß für Behinderte. Bockenem 1983.

Lause, Rudolf: Geistigbehinderte erlernen das Schwimmen, in: **Dank, S. (Hrsg.):** Übungsreihen für Geistigbehinderte, Heft G1, Dortmund 1992

Lorenzen, H.: Behinderte Schwimmen. Zur Biomechanik des Schwimmens bei körperlichen, geistigen und seelischen Schäden. Wuppertal 1971.

Mertens, K.: Zurück zur Natur – Das Wasser in der Entwicklungsförderung. Dortmund 1988.

Schneider, M.: Körpererfahrung im Wasser. "Toter Mann" in Rückenlage. In: Praxis der Psychomotorik 4/90, S. 255ff

Literatur zur Thematik der *Spiele im Wasser:*

Bucher, W.: 1001 Spiel- und Übungsformen im Schwimmen. Schorndorf 1989.

Döbler, E./Döbler, H.: Kleine Spiele. Berlin 1987, 16. Aufl.

Esterbaum, R.: Mit der Freude am Spiel(en) zu mehr Spaß im Wasser, in: Leibesübung-Leibeserziehung 1/89, S. 11ff.

Fahnemann, A.: Die großen Wasserspiele. Neue Inhalte für Schule, Verein und Freizeit. Bockenem 1981.

Joeres, U./Weichert, W.: Schwimmen – Bewegen und Spielen im Wasser. Reinbek 1984.

Literatur zur *sportwissenschaftlichen Betrachtung des Schwimmens (Biomechanik u.a.):*

Counsilman, J. E.: Schwimmen: Technik, Trainingsmethoden, Trainingsorganisation. Frankfurt 1973.

Counsilman, J. E.: Handbuch des Sportschwimmens für Trainer, Lehrer und Athleten. Bockenem 1980.

Jonath, U./Krempel, R.: Konditionstraining – Training, Technik, Taktik. Reinbek 1981.

Lewin, G.: Schwimmsport: Grundausbildung und Grundlagentraining. Berlin 1965.

Lorenzen, H.: Behinderte Schwimmen. Zur Biomechanik des Schwimmens bei körperlichen, geistigen und seelischen Schäden. Wuppertal 1971.

Meinel, K.: Bewegungslehre. Berlin 1977, 2. Auflage.

Popescu, A.: Schwimmen: Technik/Methodik/Training. München 1978.

Willimczik, K./Roth, K.: Bewegungslehre. Reinbek 1983.

Wilke, K. (Hrsg.): Schwimmsport Praxis. Reinbek 1988.

Literatur zur *medizinischen Betrachtung des Schwimmens und des Körperaufenthalts im Wasser*:

Buchwalsky, R.: Möglichkeiten, Erfahrungen und Grenzen der kardiologischen Rehabilitation, in: Behindertensport 4/88, S. 92.

Cherek, R.: Exogene Reize des Wassers, in: Praxis der Psychomotorik 2/84, S. 40ff.

Cherek, R.: Körperwahrnehmung im Wasser, in: Praxis der Psychomotorik 2/89, S. 80ff.

de Marees, H.: Sportphysiologie. Köln - Mülheim 1981.

Feldkamp, M./Danielcik, J.: Krankengymnastische Behandlung der cerebralen Bewegungsstörung. München o.J.

Keller, W./Wiskott, A.: Lehrbuch der Kinderheilkunde. Stuttgart 1969.

Pförringer, W.: Sport – Trauma und Belastung. Erlangen 1985.

Prokop, L./Jellinger, R./Suckert, R.: Sportschäden. Stuttgart 1980.

Rost, R.: Herz und Sport. Erlangen 1984.

Schmidt, R. F.: Medizinische Biologie des Menschen. München 1983. 3. Auflage.

Raum für Notizen:

Raum für Notizen: